口腔癌健康知识
100 问

刘剑楠 曹 巍 韩 婧 主编

U0381602

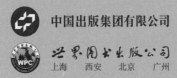

中国出版集团有限公司

世界图书出版公司
上海 西安 北京 广州

图书在版编目(CIP)数据

口腔癌健康知识100问 / 刘剑楠, 曹巍, 韩婧主编
. — 上海 : 上海世界图书出版公司, 2023.7
ISBN 978-7-5232-0439-9

Ⅰ.①口… Ⅱ.①刘…②曹…③韩… Ⅲ.①口腔肿瘤-问题解答 Ⅳ.①R739.8-44

中国国家版本馆CIP数据核字(2023)第094864号

书　名	口腔癌健康知识100问	
	Kouqiang'ai Jiankang Zhishi 100 Wen	
主　编	刘剑楠　曹　巍　韩　婧	
责任编辑	李　晶	
装帧设计	南京展望文化发展有限公司	
出版发行	上海世界图书出版公司	
地　址	上海市广中路88号 9-10 楼	
邮　编	200083	
网　址	http://www.wpcsh.com	
经　销	新华书店	
印　刷	苏州彩易达包装制品有限公司	
开　本	889 mm × 1194 mm　1/32	
印　张	5.75	
字　数	100 千字	
版　次	2023 年 7 月第 1 版　2023 年 7 月第 1 次印刷	
书　号	ISBN 978 – 7 –5232 –0439 –9/R·669	
定　价	38.00 元	

版权所有　翻印必究
如发现印装质量问题，请与印刷厂联系
（质检科电话：0512-65965282）

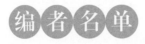

编者名单

主 编

刘剑楠　曹　巍　韩　婧

编写人员（按姓氏笔画排序）

王梓霖　刘一戈　吴　昊　赵鹏飞　郭陟永

前言

　　口腔癌，顾名思义是口腔里面所发生的恶性肿瘤。很多人很难想象口腔里面也会发生恶性肿瘤，殊不知，口腔癌目前已是世界上排名前十的常见癌症，其发生的主要部位包括舌、颊、牙龈、口底及腭等。因其位置较为隐匿、不易察觉，所以一经发现大多已经是中晚期，给治疗造成了一定的难度，从而导致较差的预后。同时，口腔癌往往会累及舌、颌骨等重要器官，引起进食、发音、咀嚼甚至是呼吸等重要生理功能障碍。

　　目前，早期发现与及时治疗仍是口腔癌治疗的关键。因此，提高对口腔癌的重视程度、积极做好口腔癌早期筛查有着极为重要的意义。经过几十年的研究与总结，发现口腔癌在不同国家、地区之间，发病率差别很大。据世界卫生组织统计，每年新增的口腔癌病例近2/3发生在发展中国家，可能与发展中国家经济条件较落后，普遍不重视口腔卫生、营养不良等因素有关。口腔癌的发病率随年龄增长而上升，65岁以上的患者约占口腔癌总发病人数的一半以上。不良的生活习惯如嗜好烟酒、咀嚼槟榔、口腔卫生差等均可导致口腔癌的发生。

口腔癌之所以不容易被发现，除了它深在复杂解剖结构；另一方面由于其临床表现多样且不典型，容易被忽视。了解口腔癌的病因有助于做好口腔癌的防治工作，而早期、及时的干预有利于病患获得更好的治疗效果。本书从口腔癌的基本概念、预防治疗、日常饮食护理、心理辅导及功能康复等方面进行介绍，期望帮助广大读者了解该疾病在面对该疾病时，消除对口腔癌的盲目与恐惧。相信随着研究的进展，人类对此疾病的认知将更加深入，有望进一步提高口腔癌的临床诊疗水平。

目 录

▼

第一章　口腔癌是什么

第四章　口腔癌患者怎么吃

第五章　口腔癌患者的日常护理有哪些

第六章　如何进行口腔癌患者的心理辅导

第七章　口腔癌术后功能康复有哪些

第八章　口腔癌预后如何

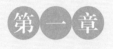

第一章

口腔癌是什么

1　口腔癌的基本概念是什么？

大多数人在生活中并没有听过口腔癌这一概念，以为口腔不会发生癌症，而实际上口腔癌是一类较为常见的恶性肿瘤性疾病，具体指口腔内软、硬组织出现不正常的恶性增生或恶性病变，具有蔓延性，并对患者的生命构成威胁。根据口腔癌发生的部位不同，又可以具体称为舌癌、颊癌、牙龈癌、口底癌、上腭癌、下颌骨中央性癌、唇癌等。口腔癌最常见恶性肿瘤的病理类型是鳞状细胞癌，绝大多数口腔癌就是指口腔黏膜表面鳞状细胞发生恶变，即病理属于鳞状细胞癌的口腔恶性肿瘤。此外，还有发生于上下颌骨的骨肉瘤、软腭等小唾液腺的恶性肿瘤、口腔黏膜恶性黑色素瘤等，也可归类为口腔癌。因此，以上解剖部位发生的恶性肿瘤性病变都可以

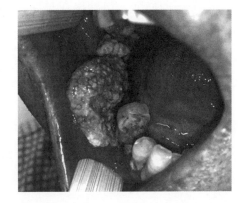

称为广义上的口腔癌。

2 口腔癌与口咽癌有什么区别？

口腔癌和口咽癌都是临床上常见的恶性肿瘤，它们常因名字类似而被患者和家属混淆，因此下面介绍一下口腔癌和口咽癌的不同。

部位不同：口腔癌是指发生在口腔内的恶性肿瘤，而口咽癌指舌根、扁桃体区、软腭腹侧和咽后壁发生的恶性肿瘤，严重者可累及食管，引起诸多症状。

症状不同：口腔癌的主要表现为患者口腔出现慢性溃疡和肿瘤，多数伴有疼痛和进食困难，少数患者早期出现白斑等癌前病变。口咽癌在早期没有明显的症状，随着病情的发展，容易出现呼吸困难、疼痛、咳嗽等不适，有一些患者会以首先出现颈部淋巴结转移为主要症状，进一步检查才发现为口咽癌。

治疗方法不同：口腔癌以手术治疗为主，必要时可辅助放疗、化疗和靶向或免疫治疗。对于口咽癌患者，大多数是以放化疗为主。

病因不同：口腔癌的病因比较复杂，如不健康的生活方式、环境因素和生物因素等，一些口腔黏膜病如白斑、红斑等也与口腔癌的发生密切相关。口咽癌的病因与病毒感染、饮酒、吸烟等因素有关，部分患者因环境因素和职业因素而发病。口咽癌的发病原因中，HPV（人乳头状瘤病毒）是目前已知明确的致病因子。HPV主要通过以下途径传播：① 性传播途径；② 密切接触；③ 间接接触：通过接触感染者的衣物、生活用品、用具等；④ 医源性感染；⑤ 母婴传播。

3 口腔癌的发病率是多少和好发于哪些人群？

口腔癌是一种比较常见、早期容易发现、早期治疗效果好的恶性肿瘤。据统计，口腔癌按发病人数在全身各种癌症中排第八位，根据2002年统计结果，口腔癌在男性十大恶性肿瘤中位列第四。口腔癌中，舌癌是最常见的类型，约占25%。口腔癌与年龄的关系非常明显，随着年龄的增长其患病风险急剧增加，30岁男性口腔癌发病率为7/10万，60岁时接近80/10万。口腔癌更容易发生在45岁以上的人群，这其中男性患病可能性大约是女性的2倍，因此老年男性是口腔癌的高危人群。口腔癌的发病率因地区而异，在西方国家口腔癌占所有癌症的3%~5%；但在印度，口腔癌的发病率高达50%以上，这与印度人喜欢咀嚼槟榔片和烟草的特殊口腔习惯有关。在欧美国家，吸烟和饮酒是主要的危险因素，口腔癌主要发生在舌或口底，只有不到10%的病例发生在颊黏膜，这可能与酒精更容易影响舌下和口腔底部有关，而且舌下及口腔底黏膜缺乏角化保护层，这些致病因子容易对黏膜造成损伤。在咀嚼槟榔为主要致病因素的地区，如中国湖南省和台湾省以及印度等地区，口腔黏膜癌的比例明显增加，中国台湾占40%~50%，印度高达80%，嚼槟榔需要与颊黏膜长期接触、摩擦，很容易导致该区域发生恶性病变。

4　导致口腔癌的已知因素有哪些?

目前口腔癌的具体原因尚不明确，但以下几点可能是导致口腔癌的主要原因。

不良习惯：比较常见的有喝酒、抽烟、嚼槟榔等，这主要是因为这些食物中含有很多致癌成分，会对口腔黏膜造成伤害，长期刺激会使口腔黏膜癌变。此外，过多地吃致癌性食物也可能引起口腔癌，如一些腌制的泡菜等，它们含有大量的亚硝酸盐，是重要的致癌因子。

口腔卫生：临床中许多口腔癌患者口腔卫生极差。不注意口腔卫生容易滋生大量病菌，细菌和病毒的反复感染也是导致口腔癌的重要原因，口腔不卫生加之反复发生口腔炎症，就为细菌和病毒提供了乘虚而入的机会，就很容易得口腔癌。

长期的异物刺激：一些患者牙齿凹凸不平、不良修复体经常摩擦口腔黏膜，加之前文提到的口腔卫生差，长期持续下去会对口腔黏膜造成严重影响，容易癌变。

化学物质：如烟酒中的尼古丁和焦油，或槟榔汁等，会慢慢破坏口腔组织，引起口腔癌。在我国部分人群尤其是湖南地区有咀嚼槟榔的习惯，而槟榔是明确导致口腔癌的致病因素，因此一定要拒绝槟榔，防止患口腔癌。

病毒感染：人乳头状瘤病毒（HPV）等病毒与口腔癌发病密切相关。因此大家在生活中要保持口腔卫生，定期检查口腔，及时处理牙齿和不良修复体，尽量避免以上已知的各类口腔癌致病因素。

5 哪些表现应当怀疑口腔癌?

许多人会担心自己是否患有口腔癌,如有以下情况就应该及时就医。

溃疡不愈:口腔癌常表现为溃疡,边缘隆起,中心凹凸不平,布满坏死组织,疼痛明显。普通的口腔溃疡病程一般不超过2周。如果口腔溃疡的烧灼感、疼痛等症状持续2周以上仍无改善,则应格外警惕是否为口腔癌。正常的口腔黏膜呈粉红色,如果口腔突然出现黏膜红斑、水肿、颗粒状肉芽,也应小心是否为癌前病变。

不明原因的口腔出血:出血是口腔癌的重要危险信号,恶性肿瘤血供丰富,生长迅速,当血供不能满足生长速度时会发生肿瘤破溃,导致肿瘤出血。因此,如果口腔内出现不明原因的出血时,要及时就医排除是否有口腔癌。

张口受限:发生在下颌骨、颊部的口腔癌容易侵犯开闭肌和颞下颌关节,会导致张口受限,因此,逐渐发生的张口受限要及时排除是否有口腔癌。

淋巴结肿大：一些恶性程度极高的口腔癌，有时原发病灶很小，甚至症状不明显，早期就可能会出现颈部淋巴结转移，这类转移的淋巴结通常超过1厘米，质地硬，活动度差，类圆形，与周围组织粘连。因此，如果颈部淋巴结突然肿大并伴有以上症状，就应该检查一下是否患有口腔癌。

牙齿症状：口腔癌侵犯牙槽骨时，会破坏牙周组织，从而使牙齿松动甚至脱落。

其他：如果出现面神经异常、麻木、不明原因的鼻腔出血等其他症状，也要尽快就医，查明原因。

6　怎样区分口腔癌和口腔黏膜病？

口腔黏膜病是指除肿瘤以外的发生在口腔黏膜和软组织的疾病。口腔黏膜病包括口腔复发性阿弗他溃疡、白斑、红斑、扁平苔藓、唇炎等，常导致进食困难、口腔疼痛等不适，发病主要与患者免疫力下降有关。口腔癌包括牙龈癌、舌癌、颊癌、口底癌等，一般与长期烟酒成瘾、口腔卫生差、长期受到异物刺激等有一定关系。口腔黏膜病与口腔癌的初期症状有一些相似之处，所以有时为了鉴别口腔黏膜病和口腔癌，进行口腔病理活检是必要的。口腔黏膜病中最常见的是口腔溃疡，而口腔溃疡往往会引起患者的担忧，担心是否为口腔癌。以下是两者的主要区别。

病因：口腔溃疡病因尚不完全明确，可能与不良的饮食习惯有关。如果经常吃辛辣食物，口腔黏膜便会受到损伤，从而导致口腔溃疡的形成。口腔癌的病因可能与遗传及外界刺激因素有关。

症状和表现：复发性口腔溃疡外观为单个或者多个大小不一的圆形或椭圆形溃疡，表面覆盖灰白或黄色假膜，中央凹陷，边界清楚，周围黏膜红而微肿，具有周期性、复发性、自限性的特征。一年四季均能发生，能在10天左右自愈。

口腔癌多发生于口腔黏膜，表现为口腔内有结节、肿块，并伴有黏膜溃疡，病程较长，经久不愈。

疾病的严重程度：口腔溃疡有自愈的机会，如不能自愈，通常进行药物干预后都会逐渐改善和恢复。但是口腔癌无法通过黏膜病的治疗方法而获得治愈，这也可以作为一种治疗性诊断来区别口腔溃疡和口腔癌。口腔癌和口腔溃疡虽然是两种不同的疾病，但如果口腔黏膜长期糜烂，久治不愈，也有可能恶变为口腔癌。因此，一旦患者出现口腔黏膜不适，而且久不见好，不要盲目认为只是一般的口腔黏膜病，要多加注意，及时就诊，以便做到早发现、早治疗。

7　牙齿松动与口腔癌有关吗？

一些口腔癌会导致严重的牙齿松动。与正常的牙齿活动度相比，口腔癌导致颌骨破坏而引起的牙齿松动是非常明显的，其活动度远超于口腔检查中的Ⅲ度松动，甚至轻轻一碰牙齿就会脱落。因此，如果发现自己的牙齿突然松动、脱落、出血，或者咀嚼食物时牙齿咬合不好，没力气，一般牙周治疗后无明显改善，就需要注意排除口腔癌这一重要因素。中老年人因骨质退化或牙周病可能引起牙齿松动，通常不会有生命危险，但要小心的是口腔癌好发于老年人，因此要注意牙齿松动是否为口腔癌导致的，应及时进行口腔检查。当然，如果年轻人的牙齿突然松动，除了考虑侵袭性牙周炎等牙周疾病，更应当及时检查口腔，毕竟引起青年牙齿大幅度松动的疾病不多。导致牙齿大幅度松动的颌骨相关的癌症主要有两种可能：一种是口底癌和牙龈癌通过破坏牙龈并侵入颌骨导致牙齿松动；另一种是原发于颌骨的癌症，即颌骨中央性癌，它随着肿瘤的扩大破坏邻近的骨结构，从而导致牙齿松动。当然，颌骨中央型癌典型的症状是早期下唇麻木，因为肿瘤会侵犯控制感觉的下牙槽神经。当下牙槽神经被侵犯后，下唇会出现麻木感，表现为一侧的感觉较清晰，另一侧的痛觉可能迟钝。因此，当牙齿突然出现大幅度的松动时，要注意排除是否患有口腔癌。

8 得了口腔癌是否会致命？

几乎所有的癌症如果不经有效治疗都会导致生命危险，口腔癌也不例外，如果不经合理有效治疗，或者已经到达晚期，口腔癌作为一种高度进展的恶性肿瘤，其死亡率相对较高。如果是早期的口腔癌，治疗效果还是比较好的，长期生存率也比较高，但是对于中晚期患者，尤其是伴有颈部淋巴结转移或远处转移等情况，治疗效果相对较差。

导致口腔癌患者死亡的原因主要有以下几方面：① 肿瘤压迫引起呼吸障碍。口腔作为呼吸道和消化道的开口，如果出现肿瘤尤其是生长快速的恶性肿瘤，不经治疗肿瘤会生长较大，从而压迫气管、喉、咽等重要呼吸结构，导致患者窒息死亡，这样的患者经常在夜间被送到急诊，必要时应进行紧急气管切开等治疗。② 肿瘤出血。恶性肿瘤出血如果不有效止血和输血治疗，往往导致患者贫血，引起一系列功能障碍，最终导致患者死亡。除此之外，口腔癌出血还可能引起血液快速流入呼吸道，造成阻塞，导致患者呼吸困难窒息而死亡。③ 肿瘤转移。口腔鳞状细胞癌容易转移到颌下淋巴结和颈深淋巴结，以及肺、骨转移等，如果侵犯颈部重要解剖结构如颈动脉、颈内静脉会引起血管破裂出血，转移到肺部可能引起呼吸障碍、肺炎、血管破裂等导致死亡，全身转移的患者还会因肿瘤恶病质导致营养不良、多器官衰竭等，从而导致患者死亡。因此，口腔癌不经有效治疗会导致患者死亡。

9 口腔癌是否有传染性和遗传性？

目前的研究认为，口腔癌不具有遗传性，也不具有传染性。不过值得注意的是，虽然医学研究没有明确证据支持遗传性和传染性，但是往往一家人生活在同样的环境，生活作息相似，同样会接触到各类导致口腔癌的因素，因此口腔癌的患者家属仍然需要小心前文提到的各类口腔癌致病因素。此外，虽然口腔癌本身并不会遗传，但研究表明，口腔癌具有遗传易感性，也就是说口腔癌的易感基因是会遗传的，在临床工作中也确实能够发现一些口腔癌的病例有家族史，并且不限于直系亲属。因此，在同样的生活环境加之类似的基因条件下，如果带有口腔癌易感性基因的人群受到外界的各类致癌因素刺激，就会相对容易发生口腔癌。所以，有口腔癌家族史的患者家属应定期到医院进行体检，避免前文提到的各种口腔癌致病因素，避免口腔癌的发生，即使发现口腔癌的癌前病变也可以及时进行治疗。

10　口腔癌应该到哪些医院和科室就诊？

　　如果怀疑患有口腔癌，首先可以到综合医院口腔科就诊，因为口腔癌的知识是口腔医学教育的基础内容之一，所以大多数口腔科医生都能识别出典型的口腔癌。实际上，大多数患者自我怀疑"口腔癌"的症状是由牙周病、牙髓炎、冠周炎、反复发作的口腔溃疡等其他口腔疾病引起的，所以当口腔科医生鉴别、排除口腔癌后，也可以对口腔疾病进行治疗。这些疾病治疗后症状消退，便可解除患者对口腔癌的怀疑。如果口腔全科医生无法明确鉴别口腔癌，就应该到口腔专科医院和大型综合医院就诊，这些医院常设有口腔黏膜科和口腔颌面外科。口腔黏膜科医生对口腔癌的了解也很专业，因为他们接诊的许多患者都要进行普通的口腔黏膜病和口腔癌的鉴别诊断，尤其是通过黏膜溃疡和黏膜颜色变化，他们可以很好地筛查出口腔黏膜癌。口腔科医生和口腔黏膜专科医生一旦确诊患者患有口腔癌，会建议患者寻求口腔颌面外科医生或口腔颌面头颈肿瘤科医生进行诊治。最终的口腔癌手术治疗需要在口腔颌面外科医生或口腔颌面头颈肿瘤科医生团队中进行，因为这两个科室的医生是诊断和治疗口腔癌的专业医生。

11　怀疑口腔癌要做哪些检查？

（1）临床检查：口腔科医生或口腔颌面外科医生会检查患者的病变处，如口腔内、颌骨、颈部等，观察有无异常，例如白斑、肿胀等，以及颈部是否有肿大的淋巴结，进而初步判断病情。

（2）影像检查：为进一步了解口腔癌的发展情况，影像学检查是必要的，例如：① CT断层扫描：在颌面部恶性肿瘤中，CT检查尤其是颌面部增强CT非常重要，能够确定恶性肿瘤的破坏程度以及边界，明确手术治疗的范围，以及是否已经扩散至附近组织、淋巴结及肺部；② 磁共振成像（MRI）：与CT近似，一些口腔颌面部软组织的恶性病变有时难以明确性质，需要通过MRI检查明确，取得患者体内软组织的细致影像，更可检视癌细胞是否扩散至颈部、脑部和脊髓等；③ 正电子放射断层摄影（PET）：对于恶性程度较高的口腔癌，发生了局部甚至全身转移的患者，最常使用的是PET-CT，利用癌细胞比一般细胞吸收更多糖分的特性，将一种带有放射性糖分的制剂注入患者身体，再透过PET-CT扫描，检视患者体内的辐射分布，以了解癌细胞是否已扩散到其他位置，以及癌细胞的具体分布；④ 病理学检查：根据上述病情判断，如果明确为口腔恶性肿物，可不进一步进行病理检查，避免刺激肿物加快生长，如果不能明确肿物性质，包括良恶程度或者是否为肿瘤等，医生将从患者口腔内部切除一小块组织样本，送到病理科进行检查，明确病变的病理性质；⑤ 内镜检查：如患者口腔癌位置靠后，靠近咽部，需要进行鼻咽镜检查，明确恶性肿物的后界，进而决定治疗方案。如果出现上颌骨肿瘤，有时可侵犯上颌窦鼻窦等，需要进行鼻内镜检查。

（刘剑楠　王梓霖）

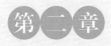

第二章

如何预防口腔癌

　　咀嚼槟榔为什么会导致口腔癌?

　　很多人都听说过槟榔，甚至喜欢买来当零食，时不时嚼一嚼，说是像抽烟一样，感觉能提神，有些人因此咀嚼上瘾，甚至称"槟榔配烟，法力无边"。但是把槟榔当零食，其实是一件很危险的事。严重时可造成口腔黏膜病变，甚至造成口腔癌。槟榔早在 2003 年就被世界卫生组织国际癌症研究机构在致癌物清单中列为 1 类致癌物，在多个国家被认定为毒品。槟榔之所以会导致口腔癌，主要有以下几方面：第一，槟榔渣属于粗纤维，比较粗糙，并且槟榔中含有多种化合物，具有一定的细胞毒性，易促进上皮细胞凋亡。同时，槟榔中的鞣酸会抑制胶原纤维降解，因此如果嚼槟榔一段时间，患者颊黏膜上可能会出现白色、粗糙的病变，即口腔黏膜下纤维化，属于癌前状态，可显著增加患癌风险。另外，经常嚼槟榔，槟榔中的生物碱可使口腔黏膜成纤维细胞增加，并促进胶原纤维合成，可能会导致口腔黏膜过度增生以及角化，时间长了会诱发口腔癌。第二，经常嚼槟榔，由于槟榔表面比较粗糙，反复摩擦可以刺激口腔黏膜，使口腔黏膜形成白斑。而白斑是癌前病变，在组织学上已经发生改变，比正常组织更易变成癌。据统计，5%的白斑可以变成口腔癌。另外，值得提醒的是，槟榔中所含的生物碱就像烟草中的尼古丁一样，长期摄入可让人上瘾。喜欢咀嚼槟榔又抽烟的人感觉"槟榔配烟，法力无边"，就是因为这两种物质都能使人"上瘾"，这种成瘾性可进一步增加罹患口腔癌的风险。

13　HPV感染会导致口腔癌吗？

HPV是人乳头瘤病毒的英文简称，根据其基因序列的不同，已经将其分为近130种基因型。世界卫生组织国际癌症研究机构公布的致癌物清单显示，人乳头瘤病毒6型和11型、人乳头瘤病毒 β 属（5型和8型除外）和 γ 属在3类致癌物清单中。人类是HPV的唯一宿主，它最喜欢把家安在皮肤和黏膜中，具有高度的宿主特意亲和力，能引起人体皮肤、黏膜的鳞状上皮增生。常见的HPV传播途径有：① 母婴传播：婴儿通过产道时接触；② 医源性感染：接触受污染的医疗器械；③ 性传播；④ 密切接触传播：皮肤接触、接吻、拥抱、握手等；⑤ 间接接触传播：接触衣服、生活用品等。虽然HPV感染引起口腔黏膜病变的概率仅为6.9%，远低于女性宫颈病变的概率，但是一旦出现感染，仍有可能癌变为恶性肿瘤。那么，如何预防HPV感染引起的口腔癌呢？部分HPV感染可能为无症状的一过性感染，即感染后并不致病，被感染者通过自身免疫也可清除。但稍不注意造成持续感染，依然有可能进一步演化发展成癌。HPV疫苗的研发最初是为了预防女生感染HPV病毒后引发的宫颈癌，但研究证实，不管是男性还是女性，接种HPV疫苗，对预防HPV病毒引起的口腔癌具有积极作用。

14　口腔卫生条件差、嘴里有锐利牙尖以及营养不良为什么会导致口腔癌？

　　口腔卫生条件差，容易产生牙结石，牙结石是细菌的天然温床，大量的细菌定植在牙结石中，牙结石与牙龈接触时，细菌便会刺激牙龈产生炎症。另外，牙结石本身也会对牙龈造成机械性刺激，这样不仅仅会造成牙周病，牙龈的长期慢性炎症，也有可能会逐渐转化为牙龈癌。细菌或真菌在口腔内滋生、繁殖会形成亚硝胺及其前体，形成口腔黏膜急慢性炎症，使一些细胞处于增生状态，使之对致癌物更加敏感，这些不良因素都会促进口腔癌的发生发展。口腔当中的残根或者过于锋利的牙尖，会对邻近的口腔黏膜造成长期的反复的慢性刺激，造成黏膜溃疡。局部长期的慢性炎症反应，可使口腔黏膜的保护屏障遭到破坏，不能够更好地抵御致癌物质，最终会导致口腔癌的发生。因此，嘴里有残根和锐利的牙尖的话，需要尽早到正规的口腔诊疗机构进行相关治疗。有研究认为，口腔癌的发生与缺乏维生素A有关，因为维生素A有维持上皮细胞正常结构和功能的作用，维生素A缺乏可导致口腔黏膜上皮增厚、角化过度而与口腔癌的发生有关。人口统计学研究显示，摄入维生素A量少的国家口腔癌发生率高。也有人认为与微量元素摄入不足有关，如食物含铁量低。总蛋白质和动物蛋白质摄入不足可能与口腔癌有关。锌是组织生长不可缺少的元素，锌缺乏可能导致黏膜上皮损伤，为口腔癌的发生创造了有利条件。

15　吃哪些食物可以预防口腔癌?

由于饮食习惯不佳，经常吃一些不合适的食物，或者有口腔炎症等方面的影响，就有可能导致口腔癌的发生。近年来，口腔癌的发病率逐年增高，也越来越被大家所熟知，那么有没有可能通过食疗来预防口腔癌呢？从饮食角度来讲，吃什么食物有助于预防口腔癌呢？茄子：茄子具有较好的抗癌功效，特别是其中的无毒的物质，对于胃癌、宫颈癌、口腔癌等多种恶性肿瘤具有一定的防治功效，日常不妨适当多吃一些茄子。

苦瓜：苦瓜中含有的蛋白酶抑制剂有助于抑制肿瘤细胞分泌蛋白酶，能达到抑制肿瘤细胞侵袭和转移的效果。

海带：海带的一些成分可以杀灭或抑制肠道内能够产生致癌物质的细菌，有助于促进胆汁酸和胆固醇的排出，对于某些癌细胞有一定的抑制作用。

红薯：红薯是非常不错的抗癌食物，能够达到祛病、延年、减肥、保健等方面的功效，日常可以多吃一些红薯，能够促进排便，加快胃肠道的蠕动。

麦麸：麦麸含有丰富的膳食纤维，对于多种病症都有很好的预防功效，可以适当地吃一些麦麸。

蘑菇：蘑菇汤能够提高身体的抵抗力，对于多种恶性肿瘤具有一定防治功效。预防口腔癌适合吃的食物非常多，上面介绍的这几种都可以结合每个人的身体状况以及个人喜好进行综合选择。日常生活中也要做好口腔的清洁卫生工作，加强一些口腔疾病的治疗，减少炎症反复发作，这对于远离口腔癌起到了非常重要的作用。

16　哪些口腔黏膜病容易导致口腔癌？

以口腔黏膜白斑、口腔黏膜红斑和口腔黏膜下纤维化为主要病损的口腔癌前病变，以及以口腔黏膜扁平苔藓和慢性盘状红斑狼疮为主要病损的口腔癌前状态均有可能转变为口腔癌。口腔白斑或红斑表现为口腔黏膜上擦不掉的白色或红色斑块，在发生癌变的过程中，可能出现口腔黏膜的异形增生，其癌变风险约为正常口腔黏膜的100倍。口腔扁平苔藓常见于口腔两侧内壁、舌、牙龈、腭等部位，初期表现为患处呈现白色线状、树枝状、环状或网状的条纹，随着病情发展，可出现红斑和糜烂，常被误认为是普通的口腔溃疡而贻误了诊断和治疗。口腔扁平苔藓是一种细胞变性，可能发展成为口腔癌。口腔黏膜下纤维化是一种慢性疾病，可侵犯口腔任何部位。导致口腔黏膜下纤维化的原因有很多，比如大量咀嚼槟榔、自身免疫系统异常、血液锌和铅含量增加以及铁和硒含量降低等。其在早期和中期的主要表现为纤维组织水肿、胶原纤维透明变性、淋巴细胞和浆细胞浸润，当疾病发生到晚期，随着胶原纤维的透明变性，上皮细胞收缩增生，逐渐癌变。这些癌前病变或癌前状态的生物学行为通常难以预测，有些经过适度治疗可能退行，而约有1/3可能进展成为恶性病损。因此，及时发现这些癌前病变或者癌前状态，积极治疗，提高公众的防癌意识是至关重要的。

17　唇癌的发病因素有哪些？

　　唇癌，是发生于唇红的恶性肿瘤，属于口腔癌的一种，因其暴露于口腔外，所以有其特有的发病因素。虽然唇癌的发病率还不是很高，但一旦罹患，也会对身体健康产生很大的影响，甚至威胁到生命。因此最好的就是积极做好预防，防止唇癌的发生。

　　（1）过多的光照：正常情况下，人体需要一定的光照，对人体的生长发育也有好处。但是如果长期在太阳下暴晒，接受太多的光照，反而会对身体产生一定的危害，引发皮肤黏膜方面的病变，唇癌就是这样导致的。因此也会有一些特定的人群，如建筑工人、钻井工人等，如果对光照过敏，且长期接触太阳光线，唇部就会出现水疱，随着病情的加重，唇部逐渐磨烂，流脓血，长时间创口不愈合，就会形成唇癌。

（2）长期吸烟：烟草中本身就含有很多致癌成分，这些成分进入人体会诱发癌细胞的产生。吸烟还会使口唇黏膜受到烟雾刺激和热刺激，尤其是在不少西方国家，人们有叼烟斗的习惯，导致经常接触的嘴唇部分受到高温"烘烤"，而烟叶里的尼古丁与高温共同作用，就促进了细胞癌变。

（3）唇部黏膜病：一些人唇部有扁平苔藓、慢性盘状红斑狼疮等黏膜病，这些病变长期不愈合，再加上光照或者烟雾的刺激，会诱发这些病变进一步形成癌。

（4）饮食的影响：一些唇癌患者是因为不注意饮食导致的。现在很多人都比较喜欢吃辛辣刺激的食物，经常吃这些重口味的食物会影响到脾胃，而唇癌的发生与脾胃失和也有一定的关系。

18　抽烟、喝酒为什么会导致口腔癌？

香烟有可能"熏"出口腔癌。吸烟产生的烟雾温度非常高，而且还会产生微量的辐射，这些物理刺激会使口腔黏膜上皮细胞异常增生，导致黏膜角质层逐渐增厚，部分人可诱发黏膜白斑，如果不及时治疗，部分黏膜白斑便很可能发展为口腔癌。另外，吸烟时产生的烟焦油溶于唾液后唾液呈浅褐色，唾液中本来含有一些保护机体、抵抗癌症的抗氧化成分，但混入烟焦油后，唾液不仅失去对人体的保护作用，还会带有毒性，成为摧毁正常细胞的杀手，不断刺激黏膜，还会诱发各种黏膜病和牙周病。酒精容易对口腔黏膜细胞产生慢性刺激而引发细胞病变，进而导致口腔癌的发生，研究显示：75%~80%的口腔癌患者有喝酒的习惯。而且长期酗酒的人也可能因为营养失衡，导致机体免疫力下降，从而进一步增加罹患口腔癌的概率。此外，乙醇（酒精）作为一种有机溶剂，会溶解吸烟时烟雾中的致癌物质，促进口腔黏膜对致癌物质的吸收，从而促进口腔癌的发生和发展。

19 义齿会导致口腔癌吗？

设计和工艺都合理的义齿（假牙）本身不会导致口腔癌，但如果是不合适的假牙即不良修复体，可对牙体硬组织和牙周软组织造成损害，有可能导致口腔癌。不良修复体主要指的是不符合口腔修复设计原则的义齿，或者是由于佩戴时间较长，不适应现在牙体和牙周情况的义齿。要特别注意自凝塑料制作的不良义齿，这类义齿通常可见于不正规的广告，如1分钟镶牙，这种义齿通常便是自凝塑料捏制形成的不良义齿，能够戴上但是不能取下，不能保持口腔卫生。当义齿边缘较为锐利或过长，或义齿黏膜面有凸起，便可长期对牙龈和舌体造成机械性摩擦刺激，受到刺激的黏膜可能会反复溃疡，长期的慢性溃疡加上患者免疫力下降，就可能导致口腔癌。口腔癌通常表现为溃疡型或者菜花状增生，容易出血，特别是老年人往往更容易发生。即便使用的是正规材料，由于个体差异不同，也可能会发生肿瘤。所以患者要经常自检，保持口腔卫生，同时应定期到医院口腔科进行详细检查，及时处理口内隐患，防止口腔癌的发生。

20　不同的刷牙方法对预防口腔癌有帮助吗?

刷牙方法的不同对预防口腔癌是没有直接帮助的,但是正确的刷牙方法可以更好地清洁口腔,减少口腔内菌落的形成,减少牙结石的产生,保持口腔卫生,可以间接降低口腔癌的发生率。目前推荐的刷牙方法主要是:1. 巴氏刷牙法:其实巴氏刷牙法是能够很好地清洁牙龈内的细菌还有牙缝中的食物残渣的,并且对于牙龈出血也有很好的效果。可以将牙刷放在我们的牙颈部,然后将牙刷毛直接指着根部与牙齿表面呈现一个45度,轻轻按压,使刷毛能够进入到牙龈区域,做一个小幅度的颤动,这样连续坚持四五次,以次向前移动,在刷牙的时候将牙刷竖起来做一个上下的颤动,就能够很好的清洁到前牙舌侧。2. 竖刷法:可以选择一些中等硬度的牙刷或者软毛刷,刷毛不能够进入到牙龈沟,因此这种方法不会伤害到牙龈,刷牙的时候可以将刷毛和牙齿平行,刷毛只在牙龈边缘,然后不断逆转牙刷,让刷毛和牙长轴呈45度,并且同时不断转动牙刷,让刷毛能够从牙龈边缘刷向牙齿的咬合位置，刷下牙时候从下往上刷，并且每个部位刷五六次，然后移动牙刷的部位。另外，刷牙的时候也可以用刷毛轻轻刷舌背，将舌体清洁干净。随着社会的进步，近年来也出现了有电动牙刷、牙间隙刷和冲牙器，只要方法得当，都可以将牙齿刷干净，保持一个清新健康的口腔环境。

21 口腔溃疡多久不好有可能转化成口腔癌？

口腔溃疡学名叫复发性阿弗他溃疡，其特点是有自限性。作为口腔科最常见的疾病之一，其发病因素尚未完全清楚，可能与体内缺乏微量元素、过度疲劳、缺乏维生素、营养不良、口腔感染、局部刺激等因素有关。对于普通的口腔溃疡，一般7~10天就会愈合，并不会癌变，但是对于尖锐牙尖、残根残冠、不良修复体等长期刺激黏膜所致的口腔溃疡，尤其是在口腔内同一位置超过半个月还没有愈合的溃疡，未及时治疗，随着时间推移可能会存在癌变风险。必要时可手术切除做病理化验，明确是否转变成恶性肿瘤。一般癌性溃疡会有典型症状，如溃疡长期不愈合，且疼痛明显，甚至引起咽喉部、耳部等疼痛；溃疡基底部质地坚韧，活动度差，甚至不活动；舌体的癌肿会引起舌尖麻木、舌活动受限；牙龈的癌肿会引起邻近牙齿松动脱落，发生在下颌牙龈的癌肿会引起下唇麻木等；一些发生转移的癌肿会引起颈部淋巴结肿大，且抗炎治疗无效。一旦出现口腔溃疡，可根据病情给予苯佐卡因凝胶止痛，如有必要可配合西瓜霜、冰硼散等促进溃疡愈合。在药物方面需要遵医嘱使用，避免擅自用药，并且饮食要以清淡为主，避免食用辛辣刺激的食物，比如辣椒、大蒜等，以防止症状进一步加重。

22 经常吃腌制食物有没有可能导致口腔癌？

长期吃腌制食品是有可能患口腔癌的。腌制食品起源于没有冰箱的年代，食物无法保鲜，只能通过腌制长期保存。但是腌制品中会添加大

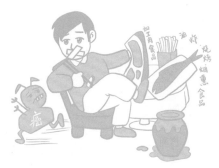

量的食盐，食盐在腌制的过程中会逐渐转换为亚硝酸盐。亚硝酸盐是临床上常见的一种致癌物质，致癌率还是比较高的。亚硝酸盐进入体内可转化为亚硝胺，亚硝胺是一种强致癌物，会刺激口腔黏膜，造成细胞变性，长期高频次地接触便会导致恶变。如果只是偶尔吃一次腌制品，不会致癌，因为进食少量腌制品并不会导致体内亚硝酸盐摄入量过多，但如果经常吃腌制品，由于在进食过程中会导致亚硝酸盐不断摄入体内，并在体内蓄积，就会产生毒害作用。除了口腔癌以外，长期食用腌制食品也会使食管癌和胃癌的发病率大大增加。因此，日常生活中，建议患者要尽量少吃腌制品，日常饮食尽量以新鲜且应季的食物为主，同时还要进行规律性的训练，提高机体免疫力，降低患病概率。有条件者也可以定期到医院进行体检，了解自身情况，以便发现问题后早期诊断，早期治疗。

23　器官移植患者为何容易得口腔癌？

　　器官移植术后都需要长期应用免疫抑制剂，以防发生器官排斥反应，这就使得人体的免疫系统长期受到抑制，使得接受过器官移植患者的恶性肿瘤发病风险较普通人群平均可高出3~4倍。此时人体的抗肿瘤免疫监视作用、免疫系统特异性的监视功能和抗病毒活性功能受到破坏，使得机体难以识别和去除病变细胞，更容易出现细菌和病毒的感染。有研究发现，人乳头状瘤病毒感染与口腔鳞状细胞癌的发生密切相关。还有一项研究发现，移植后肿瘤的发生与基因有关，接受器官移植者患肿瘤的主要原因是该器官捐献者所携带的某种癌的易感基因所致。另外，随着移植器官中的异体抗原长期慢性刺激、患者多次感染以及血液制品的输注，部分被抑制的宿主免疫系统被过度刺激，就容易出现免疫调控的紊乱，免疫防御功能减弱加上口腔卫生条件差、局部物理化学刺激，这些潜在的癌变风险叠加，就会大大增加口腔癌的发病率。那么如何预防器官移植术后肿瘤的发生呢？有以下几点：① 加强对器官捐献者的筛查，尽可能地排除疾病；② 免疫抑制最小化；③ 控制病毒感染，有利于减少移植后肿瘤的发生；④ 移植术后定期检查，检测人体的健康状况，一旦发现肿瘤应及时治疗。相信随着医学科学研究的进步，这类事件的发生概率会逐渐减小，器官移植也会更为安全。

（曹　巍　赵鹏飞）

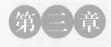

第三章

怎么治疗口腔癌

目前口腔癌的主流治疗方法是以外科手术为主的综合序列治疗。口腔癌患者一般需要到口腔颌面外科或者口腔颌面-头颈肿瘤科接受相关治疗。外科手术彻底切除肿瘤病灶是口腔癌的首选治疗方式,早期口腔癌的患者,甚至某些中晚期患者单纯通过手术治疗即可达到肿瘤的根治,对于大部分中、晚期患者则需通过放疗、化疗的方式控制肿瘤。部分符合条件的患者还可以通过靶向治疗、免疫治疗等方法进行治疗。对于极晚期的患者仍有机会参加临床试

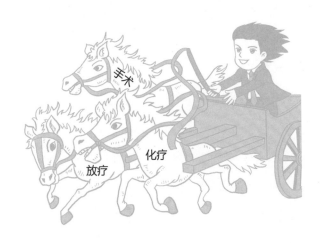

验,通过最新的治疗方式如生物治疗等控制肿瘤进展。因此,口腔癌的治疗手段丰富多样,对于不同的患者往往需要临床医生根据个人情况制订个性化的治疗方案,具体方案的制订还需要医生面诊。

25 口腔癌手术怎么做?

手术治疗是口腔癌治疗最主要治疗方式。对于早期口腔癌,仅仅行原发灶切除即可,扩大切除是在肿瘤以外1.5~2厘米范围内彻底切除。为了避免有肿瘤组织残余,手术中也可以使用化疗药物等冲洗创面以杀死残余肿瘤细胞。对于中晚期口腔癌患者还需同期行颈部淋巴清扫和修复重建手术。在条件允许的情况下,外科根治口腔癌肿瘤病灶是首选治疗方案。

因为口腔癌患者有一部分容易发生局部的淋巴组织转移,所以对于怀疑有颈部转移或容易发生转移的口腔癌患者,一般建议同期要做颈部的淋巴清扫,这样可以有效地去除颈部可疑的转移灶,如果颈部没有转移,则可以阻断其转移途径。颈部淋巴结转移与口腔癌的原发部位、分期以及病理分型有关，例如舌癌较容易出现颈部转移，而上牙龈癌、腭癌等则较少出现转移灶，因此舌癌患者往往需要同期行颈清，而对于后面两种则可暂时观察，待明确转移后再行二期颈清。低分化癌恶性程度较高分化癌更高，更容易出现转移，因此手术时会切除得更加彻底。

对于切除范围比较大，造成外形和功能损伤或创面无法直接关闭的，以及术前肿瘤已经破溃形成"洞穿性"缺损的患者，一般主张进行同期的修复治疗。目前主流的手术方式是采用血管化游离皮瓣移植修复，即所谓的皮瓣手术，从身体其他部位取一块带血管蒂的游离组织，与颌面部血管进行重新吻合后重建血供。最常使用的皮瓣是大腿外侧的"股前外侧皮瓣"和手臂上的"前臂皮瓣"。如果同期需要进行颌骨重建，则可以考虑使用小腿上的"腓骨肌皮瓣"进行修复重建。口腔颌面外科医生会根据患者个人情况，将原发灶切除、颈部淋巴清扫和游离皮瓣修复重建结合，为患者制订个性化手术方案，一般能取得良好的治疗效果，还能够保证患者术后的生存质量。

26　口腔癌患者为什么要放疗？

放射治疗简称放疗，是利用放射线杀死肿瘤细胞的一种局部治疗手段。放射治疗适用于全身状况较差不适合行手术治疗者，可以作为姑息性保守治疗措施的一种，以控制肿瘤的发展。此外，对于具有危险因素的患者（例如淋巴结转移、局部晚期或者伴有神经侵犯等）也可以考虑追加放射治疗，以杀死肉眼不可见的肿瘤细胞。对于早期口腔癌患者无须进行放疗。放疗的优点在于功能的保存，不像外科手术会造成器官、组织的缺损畸形，但是放疗也会造成口腔黏膜放射性溃疡的形成。此外，还可能会诱发放射性颌骨坏死，导致局部的疼痛、肿胀、流脓、颌骨暴露甚至病理性骨折等。不过患者无须过度担心，随着放疗技术的进步（如调强放疗、立体定向放疗等）以及放疗保护技术的实施，放疗能够做到十分精准地打击靶区，将对正常组织的伤害降低到最小。对于口腔癌患者来讲，是否需要接受放疗主要依靠口腔颌面外科医生及放疗科医生一起评估，具体的放疗方案，包括剂量、放疗区域、是否需要追加化疗等则需要进一步的评估。

27 普通放疗和质子重离子放疗哪一个更适合口腔癌？

普通放疗俗称"照光"或"烤电"，就是用各种不同能量的射线照射肿瘤，达到杀灭肿瘤细胞的一种治疗方法。放疗是局部治疗，对正常的组织损伤较小，用于单个病灶或者局部病灶的治疗。根治性放疗是将肿瘤细胞全部杀灭，姑息性放疗起到将肿瘤缩小的目的。普通放疗一般都是用 α、β、γ 射线和各类X线治疗，这是一种穿透性照射，在保证肿瘤照射剂量的同时大大降低了肿瘤周围正常组织的高剂量照射范围，却使肿瘤周围正常组织受到了更多的中、低剂量照射。X线就像给肿瘤周围所有的正常组织细胞"洗了一个澡"一样，必然带来或多或少、或轻或重的晚期并发症。质子重离子可以在到达肿瘤部位后才释放出能量，同时在经过肿瘤后几乎没有能量射出，从原理上来看和靶向药物基本一致，有点像"定向爆破"，能够精准投射"导弹"，更精准地将射线照射到肿瘤上，达到杀死肿瘤细胞的目的，从而减少对正常组织和器官的伤害。质子重离子放疗的应用要根据口腔癌的类型、病情进展、是否有转移来确定。例如，在肿瘤晚期，伴有全身的肿瘤负荷大，这就需要靶向联合化疗控制全身的病情进展，药物可以随血液到达全身各处，包括癌症所在地，这是局部治疗手段无法达到的。质子重离子只是局部治疗，达不到控制肿瘤的目的。总体来说，质子重离子是放疗的一种，解决的也是局部的问题，不是全身的问题，病灶越局限，它起的作用越大。虽然早期病灶首先选择手术治疗，但是对于手术风险比较大的患者，推荐使用质子重离子放疗。病灶较大时采用普通放疗可能更有优势，有时候并不是越高端越昂贵的治疗手段就越好，关键是适不适合。质子治疗不可能用于所有类型的癌症，也不可用于所有的患者，千万不要听信广告的宣传，一定要听从专业医生的建议。

28 粒子植入适合口腔癌吗？

粒子植入全称为"放射性粒子植入治疗技术"，是一种将放射源植入肿瘤内部，让其摧毁肿瘤的治疗手段。粒子植入治疗技术涉及放射源，其核心是放射粒子。临床运用的是一种被称为碘^{125}的物质，每个碘^{125}粒子就像一个小太阳，其中心附近的射线最强，可最大限度降低对正常组织的损伤。粒子植入治疗可以追溯到20世纪初。放射性粒子植入治疗早期前列腺癌在美国等国家已成为标准治疗手段。放射性粒子植入治疗技术主要依靠立体定向系统将放射性粒子准确植入瘤体内，通过微型放射源发出持续、短距离的放射线，使肿瘤组织遭受最大限度的杀伤，而正常组织不损伤或只有微小损伤。相比其他肿瘤治疗技术，放射性粒子植入治疗技术本身技术含量并不高，难度也不大，但由于其直接植入人体内，而且是放射源，所以要严格把握适应证。粒子植入治疗的特点为粒子的射程短，主要作用于局部，相当于更精确的局部放疗，对全身副作用比较小，但它只能治疗局部的肿瘤，不能控制肿瘤的复发与转移。所以，对于口腔癌的粒子植入需要严格把握适应证，如果

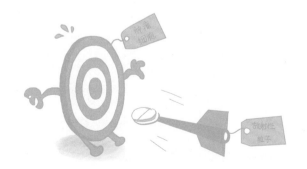

患者全身条件较差，不能耐受外科手术或不愿接受手术，可以通过粒子植入治疗控制肿瘤进展。

29 口腔癌患者为什么要化疗？

化学药物治疗简称化疗，是指通过使用化学治疗药物杀灭癌细胞达到治疗的目的。化疗和手术、放疗一起并称癌症的三大治疗手段，但与后两者的区别是，手术和放疗属于局部治疗，只对治疗部位的肿瘤有效，对于潜在的或者已经发生转移的病灶就难以发挥作用。化疗则是一种全身治疗，通过口服和动静脉用药，化疗药物会随着血液循环遍布全身绝大部分的器官和组织。因此，对一些不适合手术者、有远处转移倾向及已经转移的晚期口腔癌患者，化疗都是主要的治疗手段。化疗可以术前或术后施加。实施局部治疗方法前所做的化疗又称"新辅助化疗"，其目的是通过化疗药的应用使肿瘤病灶缩小，以达到降期的目的，使不能手术或放疗的患者具有治疗指征，同时病灶缩小也更有利于达到彻底手术根治。新辅助化疗能够在治疗开始时就杀死部分肿瘤细胞，并使残留肿瘤细胞活力下降，减少播散及转移的机会。因此，对于中晚期口腔癌患者，应在医生的指导下酌情接受新辅助化疗，而早期的口腔癌患者单独使用外科治疗就能达到理想的疗效，一般不需要化疗。对于术后的患者较少进行单纯的化疗，化疗药往往是作为"增敏剂"使用的，目的是增强放疗的效果，又称"同步放化疗"。

30　口腔癌患者需要做基因检测吗?

基因检测属于遗传学上的概念，是指采集人体样本将其提供给专业人员进行染色体结构、DNA序列或者变异的位点分析，借以评估一些疾病或者个人体质等方面的情况。肿瘤的基因检测，就是专门针对癌症开展的检查和评估。肿瘤基因检测可以用于筛查和指导后续治疗。基因检测并非适用于全部人群。目前，肿瘤基因检测针对的主要是两个群体：一是有明确癌症家族病史的人群；二是已经患癌的人群。肿瘤遗传性的发病率为20%，如果通过提前基因检测，则可以发现并预防肿瘤的最终发生。比如家族中存在乳腺癌或者卵巢癌等遗传性癌症，家族成员通过基因检测，可以发现体内是否存在肿瘤易感基因，并检测易感基因是否有突变倾向，以便尽早预防。至于普通人群，如果没有明确的肿瘤家族史，且不处于明显的致癌环境，则体内癌变倾向较低，即便做了基因检测，也可能无法发现问题。此外，普通人群通过常规口腔检查就可以随时监测和发现口腔癌，完全没有必要去做基因检测。需要指出的是，口腔癌目前并没有敏感的检测指标，因此筛查性的基因检测并不适用于口腔癌患者。对于极晚期或者复发的口腔癌患者已无手术指征，同时也对一线化疗药物不敏感者，则可以通过基因检测，筛选合适的治疗药物，以便对下一步的治疗进行有效的指导。

31 口腔癌患者能进行一期植骨吗？

口腔癌的特点之一就是容易累及颌骨，特别是颊癌、牙龈癌、腭癌等。为了保证手术的根治力度，外科医生在手术时往往会将肿瘤累及的、邻近的颌骨连同肿瘤一并切除，这就造成了颌骨缺损。下颌骨的缺损会导致下颌骨连续性的中断，最典型的表现就是颌面部的畸形以及咀嚼功能的显著降低，上颌骨的缺损还会造成口鼻腔的相通，说起话来"瓮声瓮气"，生活十分不便。因此，许多患者都希望能够通过植骨的方式，恢复下颌骨的连续性，减少或避免颌面部的畸形，后续能够通过装牙恢复咀嚼功能。在肿瘤根治手术的同时植骨就称为"一期植骨"，肿瘤根治手术时没有进行植骨，而是观察一段时间之后再进行的植骨即为"二期植骨"。那么，口腔癌患者是否能够进行一期植骨呢？这需要外科医生对患者的情况进行综合判断。对于已经有转移或者肿瘤比较大、已经是晚期的患者，术后往往需要接受放疗，而放疗可能会引起移植骨的坏死而导致手术失败，因此医生往往不建议进行一期植骨。另一些患者则是全身情况较差，身体不能够耐受长时间的手术，而一期植骨往往意味着手术时间大大延长，创伤较大，因此这类患者也不适合接受一期植骨。只有那些肿瘤组织较为局限的，外科医生评估术后复发、转移风险比较小的，身体、经济条件允许的患者，才可以考虑一期植骨手术。

32　赝复体修复适合哪些口腔癌患者？

所谓赝复体，指的是通过一些高分子材料制成的可以佩戴的、用来替代身体缺损器官的模型，其目的是弥补缺损、掩饰畸形以及行使一定功能。赝复体主要包括：义眼、义耳、义指以及义齿（假牙）等。赝复体在口腔癌术后有着十分广泛的应用。对位于口腔上部的肿瘤，比如腭癌、上牙龈癌、上颌窦癌等，由于肿瘤累及上颌骨，手术中往往需要切除部分上颌骨。上颌骨是一块不规则的骨质，其内部有含气的"空腔"，称为上颌窦，同时上颌骨也参与鼻腔的构成。因此，涉及上颌骨的手术术后容易造成口腔、鼻腔以及上颌窦的交通，即"口腔上颌窦瘘""口鼻瘘"。这类患者在术后会出现说话"瓮声瓮气"、吃饭时食物进入鼻腔、鼻涕等分泌物进入口腔、面部凹陷等问题，大大影响患者的生存质量。对于这类患者，隔绝口鼻腔、口腔上颌窦就成了急需解决的问题，而赝复体则是理想的选择之一。对于不适合或不愿意做游离皮瓣手术的患者，可以通过佩戴赝复体隔离口腔、鼻腔、上颌窦。同时赝复体还能起到支持面部凹陷的作用，并能够在一定程度上恢复患者的咀嚼功能。赝复体的制作应在术后尽快完成。术后2周左右时术区软组织已基本愈合，缝线也已拆除，此时便可以在口腔颌面外科医生的指导下寻求口腔修复科医生进行赝复体的制作。如若就诊时间过晚，则可能因伤口的挛缩等导致修复效果不甚理想。在制作赝复体的过程中，患者应及时与医生沟通，调磨佩戴不适的地方，因为摘戴赝复体时对于黏膜等软组织的不良刺激依旧是危险的，甚至会导致新的病灶产生。在使用过程中，患者也应保持口腔和赝复体的卫生。

33 口腔癌手术为什么要拔除牙齿？

牙齿是我们行使咀嚼功能的主要器官，也在辅助发音等方面发挥着不可替代的作用。拔除牙齿往往会造成生活上的不便利，但是为什么医生在术前会让患者拔除牙齿呢？通常医生是从以下几个方面考虑的，首先不良牙齿的长期刺激是口腔癌的病因之一，锐利的牙尖、残留的牙根摩擦刺激舌头或是牙齿咬颊等均会导致黏膜变化，长久以往就会癌变，形成口腔癌。这些牙齿是患癌的"元凶"之一，因此为了避免术后再次形成肿瘤，手术时医生就会将这些牙齿拔除，防止其继续"作恶"。另外，口腔癌是恶性肿瘤，"无瘤原则"要求手术时医生必须在邻近的正常组织中切除，以保证手术的根治性。但是牙齿在我们的口腔中是紧密排列的，牙齿可能距离肿瘤非常近，因此为了保证肿瘤的彻底切除，可能需要"牺牲"距离肿瘤较近的牙齿，为手术预留足够的空间。对于切除范围较广需要行血管化游离皮瓣修复重建的患者，皮瓣虽然取自身体的其他部分，但与口腔内组织厚薄、质地等并不完全相同，术后往往略有肿胀，而此时如果有牙齿咬在皮瓣上，轻则形成溃疡，重则破坏穿支血管，导致皮瓣的失败。因此，为了便于皮瓣的观察以及成活，医生往往会将没有咬合功能的牙齿拔除。

34 口腔癌术后还可以装义齿吗？

口腔癌术中往往因治疗需要拔除部分牙齿，影响患者的咀嚼功能，影响进食，因此很多人都希望能够装上牙齿，提高生活质量。那么口腔癌术后是否能够装义齿呢？部分患者口腔癌病灶是由于牙齿摩擦导致的，对于这些患者短时间内不建议装义齿，这是由于伤口还未完全恢复，义齿的摩擦容易导致口腔癌的复发。因此口腔癌术后通常要观察2年左右才能安装假牙，通过一段时间的观察一方面肿瘤复发的概率降低，另一方面也给黏膜组织恢复的时间。另一些患者，如颊癌或者牙龈癌等，在手术当中部分颌骨被切除，是否能够装义齿则应视情况而定。若下颌骨已经完全切除，因缺少固位的组织无法装活动义齿和种牙，如果想要种植则应行颌骨重建，恢复下颌骨连续性后再行手术装种植牙。如果只是切除了部分下颌骨，则应由医生判断剩余的骨量是否足够支持种植牙，如若不够则也应行植骨手术增加骨量。对于上颌骨切除的患者，如果还未和上颌窦、鼻腔穿通，则不建议早期装牙，至少观察2年后再视情况而定。而对于手术中已和上颌窦、鼻腔相通的患者，则应在术后尽早行赝复体修复隔离口鼻腔。赝复体可以恢复一定的咀嚼功能。但是需要注意的是对于这些患者应注意保持口腔卫生和赝复体的清洁。部分患者在手术后会接受放疗，对于这部分患者则短期内不建议进行装义齿，这是因为放疗对于局部组织会造成较大的损伤，摘戴活动义齿容易刺激黏膜形成溃疡，而种植手术则有可能诱发放射性骨坏死。

35 如果口腔癌复发了怎么办？

恶性肿瘤都有复发的可能性，根据病理类型不同、受累部位不同，复发率也有所不同，口腔癌也不例外。口腔癌的预后相对较好，五年生存率可以达到60%以上，但仍有一部分患者会复发。特别是一些就诊时已是中晚期的患者，即使手术非常成功，放疗化疗也都及时跟进，但仍可能有肿瘤细胞残留导致局部的复发。一般地讲，术后时间越久，复发的概率越低，一般至5年的时候就认为肿瘤已经彻底治愈。口腔癌多在术后半年内复发，如果发现有复发则应及时治疗，具备手术根治条件的仍应首选手术，切除后需进行其他部位软组织整复，同样可以达到良好效果。如果发现得晚或者没有及时到医院诊治，失去手术机会，则只能通过保守的方法治疗，比如放疗、粒子治疗或者化疗。对于常规治疗反应较差，化疗等已无法控制肿瘤进展，放疗也已经做过的前提下，患者可以在医生的指导下进行基因检测，筛选可能有效的化疗药物。如若上述措施仍难以控制肿瘤的进展，患者仍可考虑参加临床试验尝试最新的治疗方式以控制肿瘤。综合地讲，对于口腔癌复发的患者应由多学科团队（包括口腔颌面外科、肿瘤内科、放疗科等）根据患者自身情况讨论后综合给出治疗方案。但需要承认的是，口腔癌一旦复发，其预后必然更差。口腔癌患者手术后一定要按时遵医嘱到医院接受复查，一般第一年内每

2~3个月要到主刀医生处进行复查，必要时行影像学检查以便更早发现复发病灶。

36　什么是口腔癌的姑息治疗？

口腔癌是一种预后相对较好的恶性肿瘤，即便如此，一些低分化的口腔癌或者种种原因耽误治疗及术后复发的患者仍有可能失去根治性治疗的指征。对于这类患者往往会建议采取放疗、化疗、靶向、免疫等方式控制肿瘤的快速进展，延长患者的生存时间，即为姑息治疗。对于晚期患者及出现肿瘤性出血的患者，急诊予以清创止血或是栓塞术；肿瘤进展导致进食障碍的患者，及时插胃管或胃造瘘以及肠外营养予以支持；对于呼吸困难的患者行气管切开术、减瘤手术等建立通畅呼吸道。这类提高患者生活质量，延长生存周期的手术称为姑息性手术。包括口腔癌在内的诸多恶性肿瘤进展至晚期时患者会经历疼痛，被称为癌痛。癌痛的控制和管理也是姑息治疗的重要一环，由肿瘤科或疼痛专科医生首先对患者的情况进行全面评估，再根据患者个人情况进行阶梯式给药，轻度疼痛仅使用非甾体抗炎药，中度疼痛则应予以弱阿片类药物或联合非甾体抗炎药，重度疼痛则予以强阿片类药物镇痛。姑息治疗的目的并不是治愈肿瘤，而是为肿瘤终末期的患者全方位提供身体、心理、精神照料和人文关怀的服务，尽可能地采取手段以控制痛苦和不适症状，提高生命质量、生活质量，帮助患者舒适、安详、有尊严地离世。姑息治疗与舒缓医疗和临终关怀等统称为安宁疗护。

37 中医药治疗口腔癌有效吗？

中医是我国传统医学，是我们的祖先在漫长历史中根据经验所总结而成的宝贵财富。早在公元前5~3世纪，《黄帝内经》就对肿瘤病因和诊治等作了全面的阐述。在口腔癌方面，中医古典医籍中提及的"唇茧""牙疳""舌菌""舌蕈"等病症即为口腔癌的临床表现，中医多采用内外结合治疗的方法，口服如知柏地黄汤，外治如茧唇散、苦参漱口方等，同时结合针灸、食疗等方法取得了一定的疗效。现代医学表明中医药在多种疾病中都发挥了良好的治疗作用，那么是否能够通过中医药来治疗口腔癌呢？首先，口腔癌的患者不应盲目吃药，特别是单独的中药治疗，对于口腔癌的治疗作用非常有限。其次，口腔癌的中医治疗最主要的还是用于辅助治疗和对症治疗，与放化疗配合使用可减轻不良反应，口腔癌中医药治疗，减少并发症的发生，提高治疗效果，有助于改善患者生活质量。例如，将茯苓、山药、丹皮、泽泻、五味子、肉桂、熟地黄、山茱萸肉水煎服用，每日1剂，能够益肝肾、补气血、通经络。将茵陈、银柴胡、石斛、枳壳、麦冬、甘草、生地黄、黄芩、知母、枇杷叶、淡竹叶、灯心草水煎服用，每日1剂，具有清心解毒的功效。这些药方对口腔癌的辅助治疗很有疗效。但是中医药的治疗应在医生的指导下进行，盲目使用中草药不仅达不到理想的治疗效果，甚至可能因耽误治疗而错过理想的治疗时机。过量使用也可能会导致肝脏和肾脏的损伤，甚至是衰竭，危及生命。

38　光动力可以治疗口腔癌吗？

光动力疗法是近年来新兴的一种技术。光动力疗法就是将光敏药物打入人体后，通过激光等手段活化光敏剂治疗肿瘤、癌前病变以及一些皮肤疾病。使用特定波长照射病灶部位，能使聚集在病灶组织的光敏药物活化，引发光化学反应产生能量破坏病灶。光动力疗法能够直接杀灭肿瘤细胞，对周边正常细胞几乎没有损伤；能够诱导肿瘤血管内形成血栓，导致肿瘤组织缺血坏死；肿瘤细胞坏死过程中产生大量"碎片"即抗原，能够有效激活人体免疫系统，吞噬、杀灭残留的肿瘤细胞。与传统疗法相比，光动力治疗的优势在于能够精确进行有效的治疗，并且这种疗法不容易损伤正常组织，其不良反应也相对较小，而且光动力是一种微创疗法，不容易造成组织缺损、器官损毁等。光动力疗法相较于放化疗来说不良反应低，对骨髓、脏器等几乎无毒性。对于口腔癌，一些由黏膜病导致的早期癌变，通过光动力治疗能够达到理想的治疗效果，这种治疗往往是在口腔黏膜科进行的。需要注意的是，部分患者可能会对光敏药物过敏，因此在进行治疗前需要谨慎评估。对于已经明确恶变的病灶，其浸润较深或病变较大，以及中晚期的口腔癌，不适合通过单独的光动力进行治疗，及时的外科手术根治联合后续的放、化疗等辅助治疗才能有效控制肿瘤。综上所述，黏膜病的患者应该在口腔黏膜科医生的指导下进行相关治疗，一旦病灶进展（例如出现明显的疼痛、麻木、出血、病灶变大等）应及时转诊至口腔颌面外科进行治疗。

（韩　婧　郭陟永）

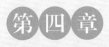

第四章

口腔癌患者怎么吃

39　口腔癌患者的进食方式有哪几种?

"民以食为天，食以安为先"，吃对于正常人来说是再简单不过的事儿，但口腔癌患者手术创面在口腔内，能否口内进食需根据肿瘤部位、创面大小、修复方式及有无功能障碍等多方面因素决定。对于口内创面较小、口腔组织缺损较少、无咀嚼功能障碍及吞咽功能障碍的患者，可以选择经口进食，建议进食优质、高热量的流食或软食。但口内创面较大或有吞咽障碍的患者无法经口进食，该怎么办? 大家了解最多的办法就是插鼻胃管——"大象鼻"，通过鼻胃管注射食物，具有无创、简便、经济等优点，一定程度上可以缓解口腔颌面部肿瘤患者营养摄入不足、降低治疗中断的频率和时间、避免再住院的问题。但长期插鼻胃管的并发症也多，比如可损伤鼻、咽、食管、胃黏膜导致出血与感染，在放疗过程中，由于患者已出现黏膜炎、口干、唾液黏稠等不良反应，经鼻放置导管可能会进一步加重上述不良反应。此外,经鼻放置导管存在一定误吸风险，导致患者出现误吸性肺炎、肺部感染，且导管偏细容易发生堵塞，护理需谨慎。因此，鼻饲管适用于短期喂养的患者，一般小于4周。

对于需要长时间管饲进食，预计接受肠内营养时间超过4周的患者，多考虑采用经皮内镜下胃造瘘术（PRGFS）或空肠造瘘术（PEJFS），可留置管道数月，满足长期喂养的需要。与鼻饲管相比，两者在维持患者体重方面没有明显区别，但胃或空肠造瘘口位置不易变动，较少刺激到头颈部黏膜，使患者有更好的生活质量，且由于胃或空肠造瘘管的直径比鼻饲管的大，经管注入的食物和药物更容易通过，不易发生堵塞。但是也有研究发现，相比鼻饲管，胃或空肠造瘘管患者更容易在治疗结束后出现吞咽困难和依赖管饲的现象，因此，即使采用了胃或空肠造瘘管，也要鼓励患者经口保持适量的进食。

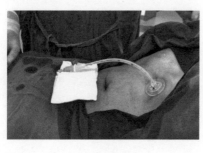

胃造瘘饮食

对于胃肠道反应重、出现肠道功能紊乱等不能耐受肠内营养的患者，可考虑实施肠外营养，即通过外周或中央静脉输入营养物质。肠外营养风险要高于肠内营养，因为要建立静脉通路，所以易发生外周或中央静脉感染。如果患者病情好转可以行肠内营养，应该尽早由肠外营养改为肠内营养。

40 患者术前是否需要营养支持？

存在营养不良的患者术前可使用口服营养补充（ONS），加强食物中的蛋白质、糖类（碳水化合物）、脂肪、矿物质和维生素等营养素含量，提供均衡的营养素以满足机体对营养物质的需求，ONS应≥7天。对于低危营养风险的患者，推荐术前进食高蛋白质食物（如鸡蛋、鱼、瘦肉、奶制品）和含碳水化合物的饮食。摄入目标能量为25~30千卡/（千克·天），蛋白质量至少为1.0克/（千克·天）。对于高危营养风险的患者，由于这类患者本身可能存在厌食、进食量少或消化道不全梗阻等原因，蛋白质摄入目标量至少为1.2克/（千克·天）。由于这类患者多数不能通过正常的食物获得充分的营养补充，除高蛋白质食物以外，推荐术前使用高蛋白质ONS或免疫营养，建议每日在三餐间隙补充3顿ONS，且每日ONS的热量至少1 672千焦（400千卡，1

千卡=4.18千焦）。当患者不能通过ONS的方式补充营养时，应尽早放置鼻饲管，开始≥7天的管饲肠内营养支持。如果ONS和肠内营养支持这2种方式仍达不到蛋白质和（或）热量要求（<推荐摄入量的50%），建议术前行肠外营养支持改善营养状况。关于术前肠外营养使用的时间，有研究结果表明：营养不良患者在接受胃肠手术前给予持续7~14天肠外营养的益处最大，为避免严重营养不良患者发生再喂养综合征等并发症，肠外营养能量应逐渐增加。对于重度营养不良患者，术前进行10~14天的营养治疗是有益的，部分患者可延长至4周，营养不良的改善有利于减少手术风险。

41　为什么口腔癌患者需要加强营养治疗？

　　口腔癌患者更需要注重营养治疗，一方面是因为口腔癌患者的肿瘤发生于口腔内部，影响了患者的进食，同时肿瘤生长是一个高消耗状态，增加了口腔癌术前出现营养不良的风险；另一方面是大手术后无法口内进食，同时术后放疗过程中出现口腔内黏膜炎、口内大面积溃疡及张口受限的加重，严重影响患者口颌系统的功能，进一步导致患者进食功能的降低，增加营养不良的风险。

营养不良常常表现为两种典型症状：一种为消瘦型，由于热能严重不足引起，表现为消瘦、体弱乏力、委靡不振等。另一种为水肿型，由蛋白质严重缺乏引起，表现为眼睑和身体低垂部位水肿，皮肤干燥、萎缩等，有时伴有肝大、腹泻和水样便。也有混合型，介于两者之间。并都可伴有其他营养素缺乏的表现。

口腔癌患者在整个病程中均可发生营养不良，反之营养不良同样对治疗方案的选择、治疗效果乃至疾病预后有着负面影响。营养不良可以直接导致肿瘤患者出现肌肉量减少及肌力下降，增加了跌倒、骨折事件发生的风险，严重者可出现恶病质。恶病质患者可表现为极度消瘦、贫血、无力、糖类、脂肪、蛋白质等代谢异常及全身衰竭等综合征，可看作是由于全身多脏器发生障碍所致的一种极其严重的功能失调状态，最终可导致患者死亡。

口腔癌患者围术期发生营养不良，可直接导致患者术后恢复较慢、水肿、肺炎、肠炎等急慢性感染的发生。对于综合治疗的口腔癌患者，术后要辅助放化疗，由于患者营养不良，机体免疫力低，可能影响放疗效果。此外，营养不良增加了口腔癌患者的经济负担和精神压力，促使营养状况恶化，形成恶性循环，最终导致预后不良。

42 术后鼻饲饮食可以吃什么形态的食物？

在病区或是门诊，可能会见到许多患者鼻孔插有一根管子，那就是"鼻胃管"。鼻胃管长约105厘米，需经鼻孔插入45~55厘米，经由咽部，通过食道到达胃部，可在特殊情况下帮助不能吞咽的患者补充必要的水分和食物。适用于鼻饲的患者包括：① 术后口内外贯通的创口、口腔内有大创口、皮瓣、骨瓣、大面积植皮等情况，可以保证创口不受污染，不受咀嚼食物导致机械性创口损伤，促进创口正常愈合；② 术前或术后张口受限，无法经口进食。根据患者的意愿为主，配置鼻饲食物，主要是补充高蛋白质、易消化、吸收的食物，可以选择

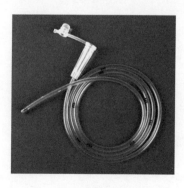

鼻胃管

清流质、高营养混合奶、营养液、食物破碎混合液等均可。鼻饲流质时，速度宜缓慢，以免引起胃部不适。补充高维生素的食物，比如水果蔬菜汁、肉糜汤时，因这类食物有残渣及较厚的流质，不宜直接灌入，可先进行残渣过滤，防止胃管堵塞。鼻饲饮食应注意灌入的食物不能过冷、过热，开始时应少量喂入，患者适应后可以逐渐加量，鼻饲流质量每次不宜超过200毫升，间隔2小时进食1次。每次注食后，必须用少量温盐水冲洗胃管与盛器，并保持容器与滴管的清洁和无菌。通常胃管可以维持4~6周，然后需要更换新的胃管，胃管堵塞如果无法复通应及时更换。长期插管会造成鼻、口腔、咽喉部等黏膜损伤，根据病情如果情况允许，口腔内创口愈合且可以正常进食后，要尽早拔管，恢复患者的自主进餐。

43 术后放疗期间饮食结构是否要发生改变？

放疗其实是一种放射线治疗。放射线在照射人体的时候，会对人体的器官产生一定的损伤，但放射线也能起到抑制肿瘤细胞的作用。放疗常见的并发症有口腔黏膜炎、口腔溃疡、口干、放射性皮炎、张口受限等，对于气切患者更容易出现肺炎。另外，放疗还会对身体的造血系统产生一定的改变，所表现出来就是放射性的骨髓抑制。抵抗力低下、贫血也是放疗期间常见的一些改变。因此，放疗患者的能量需求随疗程和放射不良反应而发生变化。研究发现，头颈部恶性肿瘤放疗患者，在放疗实施的前3周，随着肿瘤负荷减少和高代谢状态的抑制，能量需求呈逐渐下降的趋势。放疗开始后第4~9周，随着放射不良反应的发生，能量需求逐渐增加。当放疗结束后，如果肿瘤得到有效控制，放疗不良反应逐渐消失，患者所需的能量逐渐恢复正常。因此，放疗患者的能量摄入目标量需要根据肿瘤负荷、应激状态和急性放射损伤个体化给予并进行动态调整。《恶性肿瘤患者的营养治疗专家共识》推荐放疗患者的每日消耗为104.5~125.4千焦（25~30千卡/千克）[如患者合并严重并发症，建议每日消耗量为125.4~146.3千焦（30~35千卡/千克）]，具体到每位患者的能量需求，应根据治疗过程中不同时期的营养状态变化及时进行调整。对于并发恶病质的放疗患者，骨骼肌肌量持续下降，蛋白质及能量负平衡，应进一步提高蛋白质的摄入量，可达到2.0克/（千克·天）。

44　术后饮食营养液如何选择？

根治性手术是治疗口腔癌的主要手段，因组织缺损影响口腔的生理功能，患者会出现进食障碍，继而出现营养缺乏，在术后的早期阶段尤为明显。同时肿瘤患者本身蛋白质合成和分解代谢均存在异常，所以口腔癌患者术后应选高蛋白质饮食。营养指南推荐肿瘤患者蛋白质最低摄入量为1.0克/（千克·天），目标需要量为1.2~2.0克/（千克·天），对于体重稳定或减轻的肿瘤患者，脂肪的比例可从每日0.7克/千克提高至1.9克/千克，同时适当补充长链ω3脂肪酸或鱼油，以维持或改善患者食欲，保证食物摄入量，维持患者体重。

对于胃肠道功能基本正常的患者，建议使用整蛋白型肠内营养，整蛋白型肠内营养剂含适量谷氨酰胺，为肠黏膜细胞增殖所必需。对于胃肠道功能受损或吸收障碍的患者，可使用水解蛋白配方（氨基酸型和短肽型）的肠内营养。如肠内营养耐受困难时，可加上部分肠外营养，待胃肠道功能逐渐恢复后，过渡到含有膳食纤维的整蛋白型肠内营养。对于肿瘤患者，推荐在围术期应用免疫营养，即在标准营养配方中加入免疫营养物，如谷氨酰胺、精氨酸、核苷酸、ω3多不饱和脂肪酸等进行营养支持。已有的循证医学研究结果表明：免疫营养可以改善消化道肿瘤患者的营养状况，有利于提高机体免疫力、控制急性炎性反应、保护肠黏膜屏障功能降低并发症发生率。免疫营养建议术前给予，因为免疫营养物使用5天后才能进入机体，发挥调节免疫及炎症反应的作用。

45 患者术后是否需要进行营养不良治疗？

对于治疗前已存在营养不良的患者，要及时给予患者营养治疗，纠正营养不良状态。对于营养良好或轻度营养不良的患者，自然饮食充足则不需要特殊治疗，可进行营养宣教或专业的饮食指导，避免营养不良的发生；对于多种因素导致患者自然饮食不足超过治疗，减轻营养不良造成的不利影响；对于放化疗治疗无效疾病进展的患者，建议给予患者适当的营养治疗，保证患者生活质量。目前口腔癌患者的营养支持治疗指证没有统一标准。根据ESPEN、既往文献及营养学家的建议，头颈部肿瘤术后需放疗患者应积极进行营养支持，推荐指证如下：① 患者BMI<18.5，或70岁以下，BMI<20，或70岁以上，BMI<22；② 血清白蛋白<30克/升；③ 近期体重下降明显，如6个月内体重减轻大于10%、3个月内体重减轻大于5%或体重持续减轻0.5千克/周；④ 去脂肪组织指数<15（女）、17（男）；⑤ PG-SGA≥4分或NRS 2002=3分；⑥ 经摄入不足75%目标量；⑦ 治疗相关不良反应严重，导致患者进食减少、摄入不足，如口腔/口咽黏膜反应、口干导致的疼痛和吞咽困难、味觉改变、胃肠道反应导致进食减少持续>3天等。

46　什么情况下患者需要做胃造瘘？

胃造瘘适用范围，包括以下几类：① 口腔颌面部大型手术，例如喉-食管全切术等术后无法吞咽、不适合鼻饲的患者；② 术后不适合对于口腔肿瘤、食管癌、食管胃底静脉曲张、食管梗阻、鼻腔手术以及上消化道出血不能进食的患者应当禁用鼻饲，以免出现或者加重消化道出血等，建议选择胃造瘘；③ 张口受限暂时无法治疗的患者，需要长期肠内营养支持的患者；④需要长期肠内营养支持无法耐受鼻饲管的患者，都可以选择胃造瘘手术。胃造瘘不但可以避开鼻咽部防止出现不适的症状，最重要的是吸入性肺炎的发生率大大降低，同时可以放心地给予充足的营养摄入。另外不用经常更换管道，不用的时候可以隐藏在衣服内，外人根本看不出来，患者可以轻松愉悦地到户外游玩。因此，对于梗阻性头颈部肿瘤或放疗过程中出现重度口腔和（或）口咽黏膜炎影响吞咽功能者，应经管给予肠内营养，最好为经皮内镜胃造瘘或经皮内镜空肠造瘘。对于不能耐受肠内营养且需要营养治疗的患者，推荐采用肠外营养，如放疗后严重黏膜炎和严重胃肠道反应患者。不推荐没有营养不足或营养风险的放疗患者常规使用肠外营养，并且对于没有胃肠道功能障碍者，肠外营养没有必要，甚至有害。

47　哪些人需要补充口服营养补充剂（ONS）？

高蛋白质ONS营养支持治疗能减少并发症发生率和再入院发生率，提高握力，增加体质量。在围手术期，只要患者需要营养支持且可以经口进食，ONS可以应用于术前、术后以及出院后的整个过程。推荐人群包括：① 存在营养风险或营养不良且能够经口进食的手术患者，围手术期应用ONS；② 预计围手术期不能正常进食超过5~7天，或口服进食少于推荐目标热量和蛋白质的60%时，术前应给予ONS；③ 术前 ONS 可以维持或改善新辅助放、化疗患者的营养状况，有助于手术的进行和术后的康复；④ 术后早期恢复经口进食不能满足机体营养需求的患者，推荐实施ONS支持，以增加热量及蛋白质的摄入；⑤ 术前ONS至少使用10天，非限期手术患者推荐使用ONS直至相关营养指标得以改善，或可以满足手术条件为止；⑥ 术后ONS应用至患者能够恢复正常饮食，通过日常膳食摄入达到机体营养物质的目标量时再停用。ONS的推荐剂量为饮食加 ONS达到推荐机体日常热量及蛋白质需要量，或除日常饮食外ONS至少达到1 673.6千焦（400千卡）/天；⑦ 重度营养不良患者、大手术创伤患者以及需要进行术后辅助放化疗的恶性肿瘤患者，推荐出院后继续ONS 2周至数月，有助于降低放、化疗的不良反应。对于接受大手术后出院的患者，在手术后一个相当长的时间内机体仍处于分解代谢状态，日常膳食常无法满足机体代谢所需，体质量进行性下降，机体组织、细胞和器官功能受损，此时常需要继续通过ONS改善营养状况。

48 胃造瘘患者可以吃什么？

做完胃造瘘手术之后，患者一般是采取半卧位的，主要是为了减少反流，能够有效地保持造瘘管的固定和畅通。胃造瘘手术以后，患者饮食一定要易消化，可以选择一些流质食品，如牛奶、肉汤、米糊等，温度不宜过高，一般在38~40℃，每次应用量不宜过大，一般建议300~400毫升为主，可以少量多餐。不可以吃过稠的食物以及辛辣刺激性的食物，否则会对胃肠道造成负担。另外，在进食的时候一定要定时定量、有规律，不可以暴饮暴食。在患病期间要保证充足的营养物质的摄入，三餐一定要注意荤素合理搭配。胃造瘘患者的饮食应尽量保持低脂肪、低胆固醇，多吃新鲜的水果、蔬菜，补充维生素、膳食纤维、微量元素等营养物质，多吃鱼、虾等食物，可补充优质蛋白质，食物最好用粉碎机制作成流质或半流质，这样可以避免堵塞造瘘口，也可以促进食物的消化吸收，预防肠梗阻的发生。

造瘘术后，患者基本上可像正常人一样规律饮食，可少量多餐，但进食速度要缓慢，食物浓度要低，否则易引起肠管痉挛。胃造瘘术后能够很好地维持患者营养摄入，明显提高生活质量。

49 海鲜、羊肉等"发物"是否可以食用？

很多人在患病的时候，对于各种"发物"都会敬而远之。其实，"发物"在医学上有着一种定义，通常指含有大量营养物质或者对人体具有刺激性的食物，例如一些"发物"来源于异体蛋白质较多的肉质食物，如羊肉、海鲜等，还有一些菌类、蔬菜也属于"发物"。如果不是特殊体质的人群或者会导致出现过敏反应及加重病情的"发物"，日常而言也是一种营养物质丰富的食物，所以对于能否吃"发物"，要正确地了解自己的体质以及是否患有相应的疾病。

很多人都会觉得得了癌症，对于饮食要尤为重视，不能吃任何的"发物"，这种说法是错误的，只有会导致人体出现过敏反应或者特殊疾病的时候才需要对"发物"进行严格的控制。如果不是对海鲜过敏，口腔癌患者是可以进行食用海鲜或者羊肉这些所谓的发物的，因为肿瘤类的疾病并不会造成人体的特异性过敏反应，也不会导致人体的肿瘤出现加剧的扩散以及生长。而且海鲜或者羊肉等营养丰富的食物中还存在着大量有利于健康的物质，比如海鲜中的异体蛋白质不仅可以有效地加强癌症患者身体所需的营养，还可以提高人体的抵抗力，对抗癌还有一定的帮助。但是对于这些食物而言，也要注意适量，避免食用过多，平时也要注意自己的饮食合理搭配，注意荤素结合，可以有利于病情的恢复。

50　辛辣刺激的食物是否可以吃？

在口腔癌治疗期间，不建议患者食用辛辣刺激的食物，尤其是辣椒尽量不吃为宜。辣椒被称为肥胖终结者，在抗癌方面有研究显示，它能够有效阻止或减缓癌细胞的生长。但也有研究告诫人们不要过量吃辣椒，美国内布拉斯加州立大学医疗中心肿瘤研究所的甘尼特博士说，辣椒内含有致癌的化学物质，但它又有防癌的作用，问题在于吃的量多少。辣椒味辛，含有辣椒素，它可刺激口腔内辛味的感受器，引起血压变化和出汗，有可能会加重患者出现恶心、呕吐的临床症状，同时过多地食用辣椒类食物，会引发患者在患病过程中出现便秘、口腔溃疡、痔疮等不良症状。也有研究证实辣椒素是可能引起结肠癌发生的原因，可影响患者的疾病恢复进程。建议患者保持清淡以及健康的饮食习惯，适当地食用具有促进消化、增强食欲等特点的食物。动物实验取得的证据表明，辣椒一旦从肠吸收到血液中，即可运输到肝贮存，成为有益的抗癌物质。但辣椒素在肝内亦可破坏细胞，打乱细胞内的生化过程，变为吸收游离基的成分，有些研究人员认为，部分游离基是致癌原因，因此肿瘤患者尽量不吃辣椒为宜。

51 有没有已明确的抗癌食物？吃有机食品能降低癌症的风险吗？

我们经常能听到吃大蒜能抗癌、吃苹果能抗癌、喝绿茶能抗癌等，事实上大家对于这种传言，最大的误区在于：有研究某种成分正好在某些食物，或是食物中的提取成分可能能降低肿瘤的发生，所以就有文章称这些食物可以抗癌，反而大家忽略了一个最大的问题，就是某种成分可抑制肿瘤≠含有这种成分的食物就一定能有此作用，这里，存在一个剂量问题，还要看实验是否为人体临床试验。截至目前，还没有任何证据表明单独的某种食物可以治愈或预防疾病。因此，还是应该在平衡膳食的基础上食用大量且品种多样的蔬果，而并非某种特定的蔬果。

自有机食品问世以来，都认为其对人体健康更有益，还有网传吃有机食品能降低癌症的风险，事实上这是误区。有机食品主要是在种植食物的过程当中不添加化学制剂，比如传统的农药杀虫剂、除草剂、化学肥料等，并经过有机食品认证机构鉴定认证，颁发有机食品证书的食品。通俗地说，就是大家认为的"原生态"生长的。从营养成分含量来说，有机蔬菜略高，但总体所含成分都是一样的。不过有机食品的安全性更高，但同时价格也高，而蔬菜是日常必需品，对于普通人来说没必要非强求食用，但如果经济条件允许的话，是可以选择食用的。至于食用有机食品与癌症之间的关系方面的研究很少，因此吃有机食品防癌的说法并不准确。

52 口腔癌患者可以吃糖、喝酸奶吗？

一般情况下，口腔癌患者能不能吃糖和甜食，需结合具体病情来分析。糖可以快速转化为身体可以使用的能量，确保患者每天有足够的能量供应，因此，口腔癌患者在正常情况下可以少量吃糖和甜食，但不宜食用过多，因为癌症患者可能会接受一些抗肿瘤治疗，这会带来一些不良反应，例如严重的骨髓抑制，在这种情况下，很容易被感染。如果吃太多的糖，会导致高血糖，这将使这些感染难以得到有效控制，甚至加剧感染症状。另外，部分口腔癌患者同时伴有其他内科基础疾病，如糖尿病，这种情况通常不可以吃糖和甜食。糖尿病是一种以高血糖为主要特征的慢性代谢性疾病，任何糖分含量高的食物都不能吃，否则会引起血糖升高，导致糖尿病的病情加重，进一步影响癌症的恢复。另外，根据糖的种类来说，精制糖、游离糖包括白糖、红糖及高果糖玉米糖浆、蜂蜜，还有精加工果汁中添加的糖，这些糖也被肿瘤细胞所喜欢，会促进癌细胞生长，因此不宜多吃。对于新鲜水果中的糖并不会影响病情，因此可以食用新鲜水果，其中的抗氧化成分、膳食纤维等都是有利于患者的。

口腔癌患者是可以喝酸奶的。酸奶是奶制品的一种，有多种有益营养素，如蛋白质、B族维生素、维生素A、钙质、消化酶、乳酸菌等，适合肿瘤患者食用。此外，酸奶尤其适合喝不了牛奶的人，很多人有乳糖不耐受或者喝了牛奶会消化不良，而酸奶中的乳糖含量比牛奶少，所以这些人喝酸奶就不会产生不适。但是调味酸乳和果料酸乳都含有额外的添加糖、添加剂或香料等，不建议喝。

（刘剑楠　吴　昊）

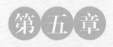

第五章

口腔癌患者的日常
护理有哪些

当患者知道自己患了口腔癌时，往往会有悲观、失望、恐惧和怀疑的情绪。这是人类对于恶性疾病的正常情绪反应，但如果患者情绪反应过度则可能影响机体的康复。此时对患者的心理疏导就会显得尤为重要，会使得患者更有信念接受治疗，更加配合医生的治疗方案。第一，癌症患者一般都是比较消极的状态，因此一定不要给癌症患者过大的压力，言语方面的讲解一定要把握好度，尽量从关怀方面入手，鼓励患者积极面对医生的治疗。第二，多举一些治疗的例子，每个人的接受程度不一样，因此针对不同的患者应该多给出一些详细的治疗例子，让患者能够慢慢地接受，患者需要的是医生的关怀和一些爱护。第三，教会每个患者最重要的心理疏导就是癌症不是不可治愈的，需要怀有信心去接受治疗，并且面对病情的发展应该有乐观和积极的态度，并让这种态度融入患者的生活中。最后，不论医生还是患者，一定要正确地面对死亡，心理辅导就是让我们正确地面对自己的病痛，而不是一味地去逃避，所以一定要清楚这一点才可以进行心理沟通。另外，有些患者术后会出现情绪躁动、胡言乱语，甚至会拔除身上的监护仪器、治疗用管路，医生在必要时需要给予一定的药物治疗，甚至需要使用束缚带进行束缚保护，患者家属此时应给予理解和配合。

54 口腔癌患者的生理护理有哪些?

（1）进食：口腔癌患者一般在术后第一天开始进食。大部分患者需要通过鼻饲管进食营养液，进食过程中部分患者如出现不适现象，如腹胀、腹泻等，家属应当及时告知护士。由于鼻饲管从鼻孔直通患者胃部，部分患者会在术后出现咽喉、鼻孔疼痛的现象，此为正常反应，应给予安抚。另外，口腔癌患者术后常常需要经气管切口呼吸或张口呼吸，口腔会变得较为干燥，所以术后患者家属需要保持患者口腔部位相对湿润，术后应根据伤口情况用勺子取少量清水让患者进食，从而保持口腔湿润。

（2）排泄物处置：口腔癌患者术后需卧床1周，大小便都需在病床上完成。口腔癌患者一般术后小便都通过导尿管排出的，患者家属可记录尿袋中的尿液量，倾倒后将尿量告知护士。术后患者主要以流质饮食为主，大便次数较少，此为正常现象。在患者出现大便需求时，家属应当协助患者床上排便，并完成局部清洁。

（3）全身按摩：患者术后1周需卧床，头颈部制动，由于长期卧床会导致压力性损伤等产生，所以患者家属在术后应当注意室温适宜，同时注意全身温度适宜，注意保暖，保持皮肤干燥。可给予适当的肌肉按摩，缓解长期卧床导致的各种不适，在卧床1周的后期，可以协助患者进行适当的翻身等运动，进行主动及被动运动。同时协助完成翻身、拍背等护理工作。

（4）咳痰：部分口腔癌患者为保持气道通畅和生命安全，术中需做预防性气管切开，术后主要通过气管切口进行呼吸。由于气管切口的存在，患者术后无法进行语言沟通，此时应鼓励患者通过文字进行沟通。带管过程中，异物刺激引发体感不适为正常现象，同时部分患者由于长期吸烟等原因，痰液较多，此时患者家属应鼓励患者咳痰，必要时协助翻身拍背。

55　口腔癌患者术前如何进行护理？

手术治疗是治愈口腔癌的一种行之有效的方法，日常生活中有很多口腔癌患者，由于术前过度紧张，所以整天忧心忡忡的样子。要知道，这样做对手术是没有好处的。下面就为大家介绍一下口腔癌患者术前如何做好相关的护理工作。

（1）口腔护理：① 患者入院后指导其养成良好的口腔卫生习惯，每日早、中、晚漱口刷牙；② 帮助患者戒烟戒酒，并充分告知其危害性；③ 术前3日用漱口液漱口，全口牙周清洁，治疗龋病（龋齿）等。

（2）供皮区的皮肤准备：① 一般选择皮肤颜色正常、质地柔软、无瘢痕区，通常选在上肢前臂掌侧、额部、大腿部，禁止在供皮区域穿刺注射；② 术前3天用10%肥皂水清洁供区；③ 术前1天剃供皮区汗毛并清洁，男性刮除胡须。

（3）心理护理：口腔肿瘤患者手术创伤大，涉及部位多，手术时间长，且手术后对吞咽、咀嚼、发音功能有一些影响。应耐心与患者交流，消除其恐惧心理，积极配合治疗。

（4）术前训练：① 由于术后卧床和头颈制动时间长，因此患者入院后应进行床上活动训练，如仰卧、头制动、床上大小便。对需要气管切开的患者，术前需教会其一些简单的手语信号，教会利用提示卡、图文、纸笔、肢体语言等交流方式，克服语言交流障碍；② 进行深呼吸练习，指导有效咳嗽。

56 口腔癌患者术前和术后的饮食结构是怎样的？

口腔癌的患者术前饮食应营养均衡，需保证一定量的高热量、高蛋白质食物的摄入，如鸡蛋、精瘦肉、奶制品、鱼类等。应避免进食辛辣、刺激、坚硬的食物，多吃新鲜蔬菜、水果，多补充维生素，勤漱口，保持口腔卫生。如无法口内进食，应尽早鼻饲饮食或胃造瘘饮食或肠外营养，避免发生营养不良，降低手术风险及术后并发症的发生，戒烟、戒酒。术前8小时禁食水。大多数患者术后需要插胃管进行鼻饲饮食，鼻饲时要注意：① 避免注入酒、辛辣、生冷等刺激性食物；② 注入食物要做成糊状或以流质食物为主，避免阻塞鼻饲管，如奶制品、水果汁、营养粥、米汤、鱼汤、肉汤等，需少量多餐；③应给予高热量、高蛋白质、富含维生素的食物或营养补充剂，保证充足的营养，增强体质，促进机体恢复，提高患者免疫力。鼻饲时可以逐步增加营养和进食量，需根据患者身体状况和消化水平进行调整。总之，要科学合理饮食，保证营养均衡，增强患者体质，促进术后身体的恢复。

57 口腔癌患者术后为什么需要鼻饲饮食，鼻饲管多久需要更换一次？

鼻饲管通常是针对无法经口进食的患者，从鼻腔或口腔插入胃内，给患者提供营养。口腔癌术后，通常患者口腔内会有较大的创口，如果从口腔进食，口内肌肉黏膜的运动会造成缝合的创口撕裂、出血，利用鼻饲管进食一方面可以保障患者全面的营养，另一方面可以保持口腔创口

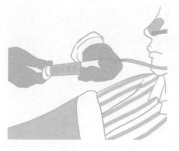

的相对清洁，避免因口饲污染创口，进而延缓术创恢复，甚至发生术创感染。通常情况下鼻饲管直径较细，若放置时间过长很容易引起堵塞的情况，

因此建议放置时间最多不能超过40天。口腔癌术后鼻饲的患者的饮食主要以流食为主，在饮食过程中可以把所需的蔬菜以及水果打成汁，给患者注入。肉类、米面等食物可以打成细腻的糊状半流质食物给患者注入。除了打食物外还可以打药，要注意鼻饲患者的营养均衡，多吃一些纤维素含量高的食物，能够促进肠蠕动。鼻饲患者的食物不要太过黏稠，鼻饲前后应注意适当注入温开水，将鼻饲管打通，防止食物嵌塞。食物过凉、过烫、过多，都会导致患者胃部不适，故建议饮食的温度在38~40℃。

58 口腔癌术后如何在家自行雾化治疗？

由于多数口腔癌患者术中需要做气管切开，且出院时还不能拔掉气管套管，这样就需要患者在家自己做

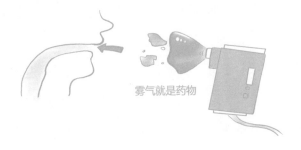

雾气就是药物

雾化治疗，以稀释痰液，促进排痰，防止长期卧床导致的坠积性肺炎，预防痰液痰痂堵塞气管套管影响患者呼吸。那么如何自行雾化治疗呢？在家正确做雾化需要将雾化时间、雾化前准备、雾化姿势、雾化后护理等步骤做到位。

（1）雾化时间：雾化应选择在餐前1小时或者餐后2小时进行。每次雾化时间及每天需要雾化的次数需要根据病情、雾化药物种类在医生指导下决定。

（2）雾化前准备：雾化前需要保持呼吸道通畅，应清理干净患者口鼻内分泌物或用吸痰器吸出气管套管内的痰液。口鼻周围或气切口周围的皮肤上最好涂上一层面霜，防止雾化剂里面的激素类药物对皮肤产生不良反应。

（3）雾化姿势：将雾化面罩扣住口鼻或气管套管口，可以选择坐姿、侧卧等舒适的姿势进行雾化，但不要采取仰卧姿势，不利于药物吸收。

（4）雾化后护理：雾化后家属协助患者轻拍背部，可以更好地将痰液排出，之后用清水漱口或者清洗金属气套管的内管，保持清洁。在家做雾化需要有专业医生的指导，遵医嘱使用雾化药物，并且需要根据病情变化请医生及时对雾化治疗方案作出相应的调整。

59 有胃造瘘的口腔癌术后如何在家护理胃造瘘口？

有些口腔癌患者由于吞咽困难或消化道梗阻，不能经口进食，因此只能通过胃造瘘的方法，通过置管来补充营养液，以达到改善营养，增强体质的目的，大幅提高肿瘤患者的生活质量。但是，此类造瘘营养管需要长期留置，那么当患者出院后该如何居家护理呢？首先，需要保持造瘘管口周围干燥清洁。由于造瘘管连接的另一头是胃，难免会有胃液经过造瘘管周边间隙渗出到皮肤表面，这些胃液对管口组织有一定的破坏或者腐蚀作用，所以需要定期对造瘘管口进行清洁消毒。其次，慎重选择营养液的种类。对于营养液既要考虑量是否充足，也要尽量避免营养管阻塞。所以，在家可以选用一些类似于米汤等流食或半流食，如果需要注入肉类、蔬菜等固体或粗纤维食物，需要用破壁机将食物打成细腻的糊状后再注入。另外，注入的食物需要注意温度适宜，避免出现腹痛、腹泻等症状。第三，定期冲洗营养管。为避免出现营养管阻塞甚至细菌滋生造成胃肠道感染，在每次注食或滴入营养液之后，务必用清水冲洗营养管，保持管道清洁通畅。第四，定期观察营养管的固定装置，避免管道松动、滑脱。如果遇到以上情况，需及时联系主管医师，或直接到医院及时就诊处理。身体恢复一段时间以后，需要到医院进行复查，了解病情恢复的情况，以及伤口处是否有炎症或感染。

60 如果术中行气管切开，术后气管套管怎样清洁，是否需要更换？

气管切开术是为了保持口腔颌面部手术患者呼吸道通畅、防止窒息常用手段。待患者无气道狭窄风险、肺部没有感染或感染已得到控制时可会考虑拔除气管套管，但有些患者因恢复不理想及病情需要，会长期带着气管套管。目前长期使用的通常会换成金属气管套管，塑料的不适宜长期用。金属套管的构造分为三部分，即套管、管芯、内

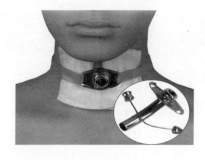

芯条。内芯条是辅助放置套管的，除换管时基本没有其他用处，所以患者带着回家的只有套管及管芯。管芯是可以拔出来清洗的，主要

起保持套管通畅及防止痰痂堵塞的作用，所以出院后需长期戴套管的患者建议多准备一套，主要用来每天更换管芯。更换时，首先，把管芯拔出来，换新消毒好的管芯，刚拔出来的管芯顺着管口冲水，然后沸水煮半小时消毒，留着下次更换用，每天可换一次。其次，用棉棒蘸碘伏消毒液每天早晚消毒气管切口周围各一次。那么什么时候才知道能不能拔除套管呢？能不能自己在家中拔除？需要说明的是，绝不能在家中自己拔除气管套管，因为一旦拔除后出现呼吸困难，气管切口是会收缩的，拔出来后再插回去有一定难度。可以做一个简单动作判断能不能拔管：用手指堵住套管口，然后看患者的呼吸情况，如果呼吸没问题，甚至还能讲话，那么就可以带他去医院尝试拔除气管套管了。在医院拔气管时会尝试封堵气管套管口，一般封24小时，如呼吸没有问题才会拔除，在封堵及拔除的48小时内需严密监测呼吸情况。

61　口腔癌患者术后出现涎瘘该如何处理？

口腔癌患者术后出现涎瘘多是由于颈淋巴清扫过程中

切除腮腺下极后，残留腺泡结扎不彻底，术区加压包扎不当，引流不畅及饮食不忌引起的。涎瘘不仅影响美观，加重患者的心理负担，从瘘口流出的大量唾液也会在伤口局部造成刺激，引起皮肤红肿、瘙痒甚至糜烂，影响手术切口的愈合，延长手术切口包扎的时间，给患者造成巨大的痛苦。那么应该怎样预防涎瘘，出现涎瘘时又该怎么做呢？

（1）饮食护理：术后患者避免咀嚼食物和进食辛辣刺激性食物，特别是酸性食物会刺激腺体分泌，因此为减少唾液的分泌，术后应进食高热量、高蛋白质、不含纤维素的流质或半流质饮食，如豆浆、牛奶、稀饭等。每次进食后用淡盐水漱口，以清除口腔内的分泌物和食物残渣，预防口腔感染，必要时口服或肌内注射阿托品减少唾液分泌，防止涎瘘发生。

（2）术后伤口的观察与护理：术后腮腺残留腺体仍会在一定时间内分泌涎液，因此术区应给予弹力绷带加压包扎，借助外力使皮瓣与深层组织贴服紧密，使残留的腺泡受压萎缩，失去分泌功能，避免涎瘘的发生，同时也起到止血的作用，保证切口的Ⅰ期愈合。加压一般为3~5天，中间不需打开换药，以持续地施加压力，阻止腺体分泌。3~5天后打开绷带观察创口有无红肿、瘘口，有无清亮液体流出，并按压伤口检查有无波动感。若有波动感，可用注射针穿刺看有无液体流出，如有清亮液体流出可确诊为涎瘘，将涎液抽完后继续加压包扎。若创口良好，换药后仍需加压包扎，预防压力骤减使腺体分泌增加，并促使腺体萎缩。

62 口腔癌患者手术行自体组织瓣移植，术后对移植组织有何注意事项？

口腔癌患者行自体组织瓣移植后的注意事项主要有预防感染、加强营养、保护供区受区、严密观察术后恢复情况等。

（1）预防感染：皮瓣手术后需要多注意口腔和皮瓣供区的卫生，保持清洁，防止手术部位出现感染，需要特别注意保持口腔内的清洁，必要时在医生指导下使用抗生素（头孢类抗生素、甲硝唑等）及时预防感染的发生。

（2）加强营养：皮瓣手术后患者要加强营养，保证维持机体正常所需的维生素、蛋白质、电解质等。还需要提高机体抵抗力，帮助手术部位尽早恢复。

（3）保护供区：口腔癌患者行皮瓣修复，取皮瓣的部位一般为前臂、大腿、小腿、胸大肌、髂部等软硬组织瓣，术后对于供区应避免剧烈运动，避免发生已愈合的肌肉撕裂，对于取骨瓣进行骨重建的患者，术后应在医生的指导下及时进行供区康复训练。

（4）严密观察术后恢复情况：要观察皮瓣部位是否有肿胀、局部温度是否增高，肤色是否有改变，如果出现异常情况，需要及时到医院就诊检查。皮瓣手术后需要遵照医嘱进行护理，定期换药，禁烟禁酒，如果有异常掉线或异常肿胀，需及时就诊。

63 对于放疗后的口腔癌患者，皮肤变黑变硬，日常生活中有什么注意事项，是否需要特殊护理？

放疗后的口腔癌患者，头颈部放射区皮肤变黑变硬，甚至出现皮肤干燥脱皮，这些都是放疗的常见并发症，平时需要做好放射区的护理，注意皮肤保湿，必要时给予药物治疗。

（1）日常护理：心态平和放松，睡眠一定要充足，勤饮水、多吃瓜果蔬菜，营养要均衡丰富，戒烟戒酒，不吃辛辣刺激食物，劳逸结合，指甲剪短避免误伤放射区皮肤，男性剃须使用电动剃须刀。

（2）放射区护理：平时穿衣服时最好选择棉质、宽松、透气的衣物，减少衣物对皮肤造成摩擦；出门时严格注意防晒，避免紫外线照射对皮肤造成刺激，导致干燥脱皮的情况加重；洗澡时不要使用碱性过大的沐浴露，避免加重患者的症状。

（3）注意皮肤保湿：注意皮肤的保湿，可外用维生素E乳、羊毛脂、尿素乳膏，可以滋润皮肤，改善皮肤干燥脱皮。

（4）药物治疗：放疗后皮肤比较敏感，有局部瘙痒等炎症反应时，必要时可使用糠酸莫米松等糖皮质激素抗炎治疗；若伴细菌感染，可以在医生的指导下给予夫西地酸乳膏、红霉素软膏局部涂抹，抗感染治疗。放疗后皮肤掉皮，要注意皮肤卫生，不要抓挠刺激，在医生指导下给予合适的药物，可以帮助控制症状。

64 口腔癌患者术后若出现乳糜漏，该如何护理？

颈淋巴清扫术是口腔癌治疗的常用手段，但如果清扫过程中损伤了左胸导管或右淋巴导管，则极易出现一个并发症：乳糜漏。常规乳糜漏表现为乳白色液体，但并非所有的乳糜液都表现为典型的乳白色，主要取决于饮食中脂肪的含量，并且乳糜液与术区渗出液混合后，颜色会有差异。对于引流量较少的乳糜漏，往往单纯引流就可以达到治愈的目的，但当乳糜漏较多时，则需要局部加压包扎配合通畅的引流，同时还要进行饮食控制。那么对于有可能是乳糜漏的患者该如何发现并护理呢？以下是几个相关的小知识：

（1）严密观察病情变化，术后严密监测体温、血压、脉搏、呼吸的变化，定期监测电解质情况。

（2）引流液的观察：正常情况下颈淋巴清扫术后24小时内引流量为30~200毫升，呈血性，之后逐渐减少；若术后2~3天引流量逐渐增加，外观初为透明淡黄色，或为乳白色汤样液体，应考虑是否为乳糜漏。

（3）营养支持：① 乳糜液的主要成分是脂肪、蛋白质、电解质，引流量过多时可能导致患者营养不良，免疫功能下降，因此需加强支持，静脉补充液体、血浆、氨基酸等；② 选择极低油食物，添加中链脂肪酸于饮食中；③ 足够的蛋白质摄取；④ 补充必需脂肪酸及脂溶性维生素。

（4）预防感染：乳糜漏若处理不当，可引起局部皮肤坏死，造成周围动脉暴露，引起出血，应严格执行无菌换药原则，发现引流管周围渗血或污染，应及时更换辅料，合理使用抗生素。

（曹　巍　赵鹏飞）

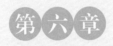

第六章

如何进行口腔癌患者的心理辅导

患者得知自己患恶性肿瘤时，常见的心理状态大致分为以下几个阶段：

第一个阶段是否认期，常是最早出现的一种情况。当患者一开始得知自己患有重大疾病，尤其是癌症的时候，通常近乎本能地拒绝接受，甚至怀疑医生的诊断，有可能会反复找不同的医生就诊、做检查，希望获得不同的答案。否认是人们面对重大事件时，为了逃避痛苦常用的一种心理防御方式。

第二个阶段是恐惧焦虑期。如果患者已经意识到自己的癌症诊断是确切的事实，常会出现恐慌、焦虑、害怕死亡之类的情况。大部分人对癌症的认知往往与死亡紧密挂钩，会恐惧自己过早死去，容易出现坐立不安、忧心忡忡的表现，甚至会伴随躯体上的症状，比如心悸、发抖、出汗等。恐惧和焦虑情绪在后续的治疗过程中也常持续存在，过于担心治疗的细节以及后果等。

第三个阶段是悔恨愤怒期。有可能是在恐惧焦虑期之后出现，也有可能会跟恐惧焦虑期同时出现。常常会抱怨为什么这种不幸会发生在自己身上，然后反反复复去寻找自己以前生活当中的不良习惯、工作的压力，甚至父母及童年经历给自己造成的影响等，悔恨自己没有尽早戒烟戒酒、规律生活、爱惜自己的身体等。

第四个阶段是悲观抑郁期。对不同年龄段的癌症患者而言，自己本来的人生轨迹被突然打乱，对学业、事业、家庭生活和人际交往等产生重大影响。其社会角色与需要接受治疗的患者角色形成巨大反差，因此产生悲观失望心理，导致情绪低落、意志消沉。除此之外，如果已经接受了一段时间的治疗，过程中的痛苦煎熬容易使情绪低落，对治疗不抱希望，甚至想要逃避治疗。对于口腔癌而言，比较特殊的一点还在于疾病与面部外观、功能联系紧密，治疗后的后遗症容易带来回避社交、病耻感等问题。

第五个阶段是平静接受期，慢慢绝大多数患者最后都会过渡到平静期，也就是接受期。所有的患者最后都想继续生存，而且一旦接受了治疗，能显示出一定的效果，患者又会对后面的治疗，对后面的情况充满希望，绝大多数情况下，都能够过渡到平静期来配合治疗，寻求继续生存下去的希望。一般主张不要隐瞒患者的病情，让患者经过心理的调整之后，能够更好地接受治疗。

66 心理状态对疾病会产生哪些影响？

随着医学模式的改变，心理因素在医学中的地位越来越重要，许多学者认为癌症一定程度上也属于一种"心身疾病"，恶性肿瘤的发生、发展、恶化及预后与患者的紧张、恐惧、焦虑及抑郁状态可能存在一定的相关性。

对免疫系统的影响。尽管心理因素对癌症患者预后影响没有明确的机制，但既往研究显示，异常情感引起的应激反应可以通过神经免疫降低免疫功能，影响内分泌系统。慢性应激已被证实可以削弱心理或生理健康，促使疾病恶化，特别是对恶性肿瘤的演进和肿瘤微环境的重塑具有严重不良影响。

对治疗效果和预后的影响。患者对疾病的信念可直接影响患者对疾病的认知和情绪反应，进而影响疾病的治疗和预后。心理状态积极良好的患者，通常能更好地配合治疗，疗效往往更好。另外，癌症并发抑郁时出现自杀意念的比例增加，也是威胁癌症患者生存的一个重要的因素。

对生活质量的影响。很多患者在被诊断为恶性肿瘤后会出现一系列负性的疾病感知，负性疾病认知会降低患者的免疫力，降低生活质量。研究表明，癌症患者疾病感知越负面，未来生活质量往往越差。因此，在恶性肿瘤治疗与康复中，不仅需要抗癌更要注重调整人的状态，心身兼顾，整体康复，延长生命的同时尽可能保证生存质量。

已有多项研究表明，对癌症患者及时进行科学正确的心理疏导和干预，通过采取有针对性的心理干预措施，可提高患者应对能力，降低心理应激水平，提高免疫能力，减少患者的心理压力，改善患者生活质量，有利于达到良好的治疗效果。

67 如何减轻口腔癌患者对疾病的恐惧感？

确诊肿瘤对大多数人来说意味着压力和恐惧的开始：担心病情发生变化、担心治疗无效、害怕人财两空、害怕家人抛弃、害怕死亡……面对重大事件，出现短期的应激性情绪反应都是正常的，可以被理解。然而，如果放任恐惧情绪持续存在，就像干扰电波一样，不仅影响心理健康，还可能影响机体免疫功能，不利于肿瘤的治疗。

第一，积极增进对疾病本身的了解。很多时候，对疾病的恐惧来源于不了解。大多数人缺乏对自身疾病的充分认识，容易"谈癌色变"，且视癌症为不治之症，对癌症产生强烈的恐惧心理。对于口腔癌患者而言，如果了解了口腔癌相关知识如疾病发生发展、治疗方式、生活注意事项等，能够降低疾病的神秘感和不确定感，有利于战胜恐惧感。并且在拥有相关知识后，在日常生活中做到"心里有数"，更能敏锐地察觉到威胁健康的相关风险，而不会困于想象出的担忧中。

第二，勇于实践。直面自己所惧怕的癌症，在实践中去了解它、认识它、适应它、习惯它，就会逐渐消除对它的恐惧。调整自己的饮食，坚持正确的饮食原则，禁用明显刺激性的食物，咀嚼、吞咽困难者根据病情给予流质、半流质饮食并确保营养充足，坚持锻炼，调整好睡眠等都是不错的实践内容。面对疾病的诊断，关注疾病的治疗和康复知识，从而理性地接受患病事实。只要经常多实践、多观察，就会增长胆识，消除不正常的恐惧感。

第三，转移注意力。把注意力从恐惧对象转移到其他事物上，以减轻或消除内心的恐惧。当感觉到恐惧时，就去做让你内心平和的事情，如散步、喝茶等，或者去做感兴趣的事，分散注意力。心情平静时更容易用积极的态度面对事物，就又一次从恐惧中走出来。

直面恐惧，让自己成为一个冒险家，人生便不再黑暗，你才会活得有声有色。

68 如何帮助口腔癌患者建立良好的医患信任?

口腔癌的治疗不是单纯的指导与执行，而是需要医患双方共同参与的"合作关系"，从诊治到远期康复均需要双方密切协作，良好的医患信任是顺利治疗的重要基础。

对于医护人员而言，在根据病情制定治疗方案之后，首先应充分告知和解释，根据不同患者的手术情况、文化程度及对疾病的认识，进行相应的健康教育。通过合理的沟通、交流方式讲解相关的健康知识，及时解答疑问，在患者了解病情的基础上，引导患者克服恐惧、焦虑等不良情绪，逐渐帮助患者建立战胜疾病的信心。同时，医护人员应不断提高沟通能力，以真诚爱护、耐心细致的态度建立信任，帮助患者发挥主观能动性共同战胜疾病。

对于患者及家属而言，要充分尊重和信任医护人员，在这个基础上才能够从心底接受和认同诊治方案。在口腔癌的诊治过程中可能会遇到这样那样的问题，遇到问题可以及时咨询医生，并且把自己的合理想法及时说出来，在讨论和协作中，不断修正对整个病程的规划，踏实地前行。然而，有一些患者很少表达自己的想法和问题，一知半解，长此以往自己对治疗的参与度越来越低，也不利于医生及时察觉病情变化、调整治疗细节。另外，一些患者由于紧张或过于担忧，有时候会反复询问同一个问题，或者过度分析自己的主张，这样不仅加重自己的焦虑，还会影响双方相互信任的良好关系。

疾病治疗过程中，医患关系就像教练与运动员，教练提出训练方案并指导运动员进行规划，运动员配合教练并及时反馈感受，双方彼此配合、持续沟通，调整好状态，才能在赛场上展现出最好的一面，取得理想的成绩。带着互相信任、共同目标，医患共同努力战胜疾病吧！

69　如何增强口腔癌患者对治疗的配合度？

第一，充分的知情同意。从确诊开始，即应该根据患者的年龄和接受程度尽可能告知其疾病情况。对口腔癌相关信息的了解可以减少患者的无助感，更愿意积极配合治疗。在我国，由于文化习俗的原因加上对患者情绪的照顾，部分家属会对患者采取隐瞒或者部分隐瞒的行为。研究表明，约三成患者对病情完全知情，四成部分知情，而完全不知情的有两成。这种隐瞒行为无形间增加了医务人员与患者的沟通难度，影响了患者配合度，也进一步加重了照料者的心理负担。

第二，及时调整情绪。情绪问题的持续存在不仅对身体康复不利，还可能因为抵触情绪导致患者不配合治疗，延误病程。比如说，化疗期间可能出现的不良反应，如躯体疼痛、乏力、脱发、恶心呕吐，会增加患者的身心负担，部分患者甚至因为惧怕化疗不良反应而抵触甚至放弃进行化疗。因此及时调整情绪，从负面消极的情绪中走出来，建立积极心态，关注正面的信息与反馈，以积极态度接受治疗和康复，努力活在当下，认真过好每一天。

第三，积极参与医患协作。作为自身健康的管理者，患者有权利也有义务了解治疗相关信息，通过积极参与到治疗过程中，对治疗结局有了更客观的期待，并且通过参与决策，患者自身的偏好、需求及价值观也得到了一定程度的满足，减少了由于知情不到位、一知半解造成的错误如中途停药、私自减药或更换治疗方案等。对于口腔癌而言，定期规律复诊也是很重要的，有利于及时察觉到身体情况变化。有时候，患者不明白"完成治疗"的真正意思，以及不明白为什么在医院的治疗结束后还要按时复诊。世界卫生组织（WHO）已把恶性肿瘤定义为慢性疾病，其没有明确的终点，这就要求定期随访始终贯穿于诊断、治疗和康复中。每次复诊时，将近期感受到的自我恢复情况反馈给医生，保持信息互通的状态，协作会越来越熟悉，心理上也会越来越有安全感。

70　如何提高口腔癌患者自我护理意识？

医院治疗与自我保健：这是口腔癌治疗中重要的两个

环节，相辅相成，缺一不可。如果说医院治疗是大树的树干，自我保健就是大树的枝叶，医院治疗之外重视自我保健，才能使树生长得枝繁叶茂。居家自我保健一个明显特点就是根据患者的症状、体征及心理状况进行"个人定制"的针对性照护。在这个过程中患者及家属关心的问题主要包含饮食注意事项、康复训练注意事项、病情观察方法、疾病相关因素、复诊及辅助治疗安排计划等。可以通过咨询医务人员、阅读宣传手册、网络科普视频或文章等方式获取此类信息，作为参考进行相应的居家照护。

生理保健与心理保健：大部分患者家属在帮助患者维持口腔卫生、保证摄入营养等方面会投入较多的精力，不过在重视身体照顾的同时，心理健康也是口腔癌患者非常需要关注的方面。口腔癌作为一种强烈的应激源，除直接引起患者躯体痛苦，还危害患者的心理健康，使患者的生活质量下降，为疾病的治疗带来不利影响。焦虑、抑郁是肿瘤患者常见的心理健康问题，却常被忽视。情绪问题会给肿瘤患者带来什么影响呢？情绪忧郁、精神压抑、强烈的心理应激可以抑制人体的免疫系统。虽然近年来恶性肿瘤生存率逐渐上升，但情绪问题的持续存在可能导致治疗依从性和存活率的降低，甚至增加死亡率。

做好出院后的身心自我护理，你会感觉到自己对自己、身边的人对自己的照顾和爱，爱的意象会刺激大脑，产生有助健康的化学物质和激素，让宁静、欢乐、舒适和满足的感觉通过血液传输给每一个细胞，随着免疫系统的增强，身体的自我治愈过程也就开始了。

71　口腔癌患者如何重建希望感？

口腔癌作为恶性肿瘤的一种，确实会由于"癌症是不治之症""癌症会给患者带来无数痛苦""癌症是可怕的死神"等刻板印象令人恐惧，再加上在治疗的过程中承受着各种痛苦，患者会害怕癌症会随时夺走自己的生命。然而随着现代医学的发展，口腔癌的治愈率逐渐提高，康复后的生活质量也逐步改善，我们可以对治疗抱有更加积极的态度，同时不断让自己的内心变得强大。

对待疾病的治疗，要在战略上藐视它，在战术上重视它。过分夸张疾病的严重性，会使你产生胆怯心理和放弃的态度，这是不对；认识不到疾病的严重性，会让你产生松懈的心理和轻视的态度，这也不对。战略上藐视它，可以鼓舞你战胜癌症的斗志，增强抗癌的信心；战术上重视它，可以调动你的积极性和主动性，认真接受各种必要的治疗。

对待困难，调整正向的思维。社会上有这样一种现象，正常的和好的消息没有注意，但坏消息往往会在很短时间内传播开来。对于癌症也是如此，类似一些癌症患者经过治疗，完全康复并重新走上工作岗位的消息，很少在患者心目中引起关注。当你患了癌症之后，更多的是想家属、亲戚朋友、同事中有人患癌症死亡的情景，很少会想起癌症康复者。要把自己的心态调整为癌症是可以治愈的，各种治疗能够清除自己的肿瘤，可以缓解自己的病情，帮助自己获得康复。在治疗的过程中并非一帆风顺，会遇到一些困难，也会受到一定的痛苦，这都是在所难免的，但是你能够坚持，你就在不断成长，不断强大。

有人采访世界著名的物理学家史蒂芬·霍金时曾问："霍金先生，难道你不为被固定在一个轮椅上面感到悲哀吗？"然而，霍金很镇定自若地用手指在键盘上敲出这样一句话："我没有悲哀，我反而很庆幸，因为上帝虽然把我固定在一个轮椅上，却给了我足以想象世界万物，足以激发人生斗志的能力。其实，上帝对人都是很公平的。"霍金21岁时患上肌肉萎缩性侧索硬化症，全身瘫痪，不能言语，手部只有几根手指可以活动。对于别人来说，这样的状况是灾难，是无比悲惨的命运，可是对霍金来说，疾病并没有统治他的生活，也没有让他停止他的研究。他对科学的卓越贡献，他对生命的坚毅豁达鼓舞了无数的人。

乐观是希望的明灯，它会指引着你从危险峡谷中迈向坦途，使生命得到新的活力。

72　如何帮助口腔癌患者建立适当的自我形象认知？

自我形象是什么意思？简单地说，你的自我形象与你如何看待自己的内在和外在有关。兰登书屋字典将自我形象定义为：一个人对自己的想法、观念或心理形象。那么，为什么自我形象很重要呢？自我形象会影响我们如何看待自己，如何与他人互动，甚至影响我们对周围环境的感受。因此，它对我们的生活有着广泛的影响。

口腔癌发生部位特殊，头颈部是身体暴露在外最多的部位，手术治疗后不仅会影响患者的咀嚼、吞咽、呼吸或语言功能，还可能会导致颜面部受损，进一步加重心理不良反应。这种不良反应会带来各种认知、情感和行为上的变化，如自我否定、抑郁、自卑、饮食失调、与社会隔离等，造成消极的自我形象，严重影响患者的身心健康和生活质量。如何转变这种潜在的消极倾向，对于口腔癌患者全面康复具有重要意义。

首先，培养乐观的态度，摆脱"病耻感"。性格乐观的患者能更积极面对头颈部外貌及功能的改变，更少因为觉得自己与他人不同而觉得"羞耻"。积极的自我形象会有能力和潜力去促进我们的身体、心理、社交、情感和精神健康。这种乐观积极带来的良好感受会调动身心的感官，愿意逐渐敞开心扉，形成良性循环，使自己越来越阳光。随着你的态度越来越积极，你会发现周遭越来越明亮，这些将成为自我成长的一部分，接纳自我，产生新的认同感，自信和自尊都增长起来。

其次，寻求身边的支持，建立"价值感"。家人是最坚实的后盾，在他们眼中你是宝贵的，家人的关爱和支持可以帮助患者感受到安全感，更愿意进行"破碎"后的自我形象重建。朋友、同事、邻居等的尊重和友善也很有帮助，有些人在患病之后出于自卑逃避与朋友的联系，更容易陷入自我否定中。尝试与信任的朋友保持常常联络，从相处当中获得可以融入社交生活的信念，鼓舞自己前行。有机会时可以参与口腔癌患者支持团体，彼此分享、彼此鼓励，在每一份经历中发现自己并不孤单；亦可参与力所能及的社会活动如志愿服务，在付出中体会自己的价值所在，更好地接纳、欣赏自己。

再次，增进对生命自然规律的了解，丰富人生观。其实人从出生到死亡是无可避免的规律，人人都要面临死亡，不管是从容地面对它还是惧怕回避它，这个结果都是客观存在的，患病与否并不会实质上改变这一进程，在这一点上你与其他人没有不同，所以要坦然接受自己。与其在痛苦中惧怕死亡的来临，还不如笑对每一天。放下包袱和顾虑，调整自己关于生命的观念，从而发现更为广大的、存在性的目的和意义，认真过好每一天。

73 如何从家庭上对口腔癌患者提供心理支持？

首先，在情绪上努力起到引导作用。通常如果患者被确诊为癌症后，往往很受打击，容易持悲观态度，这时候家属应该尽量控制情绪，起到一种表率作用，鼓励患者一起用好的心态面对，采取积极治疗的措施。可以对患者灌输癌症并不可怕的信念，多介绍被治愈的病例，要让患者对治疗有信心，减少紧张心理。在治疗过程中，各种各样的治疗手段常使患者感到痛苦或疲惫，并且容易处于一个脆弱的心理状态，此时家属应经常安慰患者，传达关心和爱，让患者知道可以一定程度上舒缓疾病的痛苦，引导患者坚持克服困难。

其次，加强沟通，相互理解。癌症对患者来说是非常痛苦的，它会导致患者出现情绪上的异常，比如经常发脾气，家属可能感到受伤，患者可能也会因此感到自责。及时沟通可以使双方明白对方的感受，消除隔阂，彼此感到亲近。另外，部分人认为得了癌症会拖累家人，不爱与人交流，而且对治疗产生消极、焦虑心理，这时候沟通就尤为重要，应鼓励患者倾诉自己的顾虑，一起想办法面对，打赢这场战斗。

再次，不过度保护，保留自主空间。对癌症患者给予充分的关怀与照顾是正确的做法，但是却不宜过度保护，因为过度的保护不但不能加快患者病情康复，反而会让患者产生更大的心理负担，从而不利于治疗。过度保护主要表现在：第一，明显在患者面前表示怜悯与同情，与其交谈过于小心翼翼，患者会因此联想到自己与常人的区别及自己已被排斥于社会正常生活之外；第二，关怀照顾过于无微不至，甚至连挤牙膏、拧毛巾都包办代替，这样易使患者感到自己已是一个废人，从而丧失生活的信心。相反，当癌症患者的情况有所好转的时候，应该让患者做些力所能及的日常工作，也可以进行适度的锻炼，这对加快病情康复很有帮助；第三，有意隔断患者与社会的联系。如过于严格地限制探视、禁止患者看书读报、缩小其活动范围等，这样做会使患者的孤独感更强烈，甚至产生被社会遗弃的感觉。其实，患者这个时候会比其他时候更需要与外界有所接触与交流，因为这样能让其感觉到充实，家属的鼓励可以帮助患者树立自尊自信，更愿意迈出前进的步伐。

74 如何帮助口腔癌患者回归社群?

对于早中期口腔癌患者，术后对生活的影响可能较小，很多人可以在治疗完成后回归学校、职场。癌症是一种慢性病，完成规范的治疗后，只要身体允许，完全可以跟正常人一样生活和工作。第一，作为患者，首先自己要相信自己，不要先给自己贴上"癌症患者"的标签不肯撕下来，总认为自己是得过癌症的人，感到自卑抬不起头来；第二，放松心态，不必对他人的言论过于敏感，其实有很多癌症患者眼中的"歧视"只是善意的人们表达关心的方法不当而造成的误解。只要身体允许，要尽量回归社会进行正常的生活和工作，这既有利于病情的恢复和控制，也可以让你的自身价值得到体现，有益身心健康；第三，作为患者周围的亲属或朋友同事，不应过度保护或另眼相看，而是尽量以普通的平等的方式对待患者，不给自己也不给患者过多的心理负担。

对于较为晚期的口腔癌患者，术后可能存在进食困难、口干症状、口腔黏膜炎等不适，从而使口腔癌患者常常在与家人或朋友聚餐时感到尴尬与无力，以致回避社交活动，造成社会疏离，这不仅影响机体的神经内分泌系统、免疫系统以及自主神经系统，长此以往还可能增加罹患精神类疾病的风险。恢复社会生活可以从简单的散步、逛公园等活动开始，跨出家门，在接收到人群信息的时候已经开始逐渐褪去疏离的硬壳了。另外，有机会的话可以多参与口腔癌患者支持团体，在经历相似的群体中更容易放松自我，获取社会支持和能量，认同自身价值。

回归社群的过程也是接受自己的过程，认可自己的价值——可能因为自己的经历带给他人继续坚持的勇气；可能因为这段时间的心智成长，能更好地运用自己的能力去回馈社会；可能在走过低谷后，更懂得珍惜生命中的美好，传递出这份感恩，点亮身边的角落。

75 哪些方法可以帮助口腔癌患者舒缓痛苦？

疼痛是困扰口腔癌患者的问题之一，疼痛不仅与肿瘤生长情况、手术部位、放化疗等有关，而且与每个个体的疼痛阈值、耐受能力和对疼痛的经验有关。此外，患者的恐惧、怀疑、焦虑、绝望等心理活动会加重疼痛程度。除了对于疼痛性质明确的患者给予止痛药和镇静药之外，可以尝试以下方法帮助患者舒缓对于痛苦的主观感受。

第一，支持性心理治疗。医护人员、患者家属应经常主动地与患者进行沟通交流，包括对患者的指导、劝解、疏导、鼓励、安慰、心理保证等，有助于降低疼痛感受度。积极的情绪如愉快、兴奋或充满信心的时候，对伤害性刺激的敏感性降低，对痛觉的感受度降低。在进行支持性心理治疗时，要认真倾听并适时补充一些安慰的举动，会使患者感到他人在非常认真地关心他们的疾苦，从而产生一种信赖，感到自己不是孤立的，树立起勇气和信心。另外，患者尽情倾吐后也会感到轻松许多。

第二，转移注意力。根据患者的爱好，鼓励患者进行力所能及的娱乐活动，如散步、读书报、听音乐、看电视、种花草、写字画画、演奏乐器等，在医生的许可下还可以尝试一些有氧运动，比如瑜伽、太极、健走等，使患者身心放松、心情平静，转移对疼痛的注意力，减轻痛苦。适合患者文化水平和性格的兴趣爱好还可以有助于获得成就感，增加对生活的希望感。

第三，其他疗法如松弛疗法、音乐疗法、正念冥想疗法等。松弛疗法：在平躺或静坐时，全身放轻松，同时深呼吸，使每一块肌肉都达到充分放松，或在有意识紧张肌肉后令其放松。肌肉松弛能阻断疼痛反应，应用生物反馈的方法减少患者相关的精神障碍的发生，起到调节自主神经的作用。音乐疗法：音乐可直接影响患者的情绪反应，优美舒缓的乐曲对人体各系统均可产生良好的生理效应，使人感到轻松愉快，情绪安定，分散患者对疼痛的注意力。音乐宜选择旋律轻松愉快、清新典雅的乐曲，也可选择带有引导语的减压放松乐曲，在聆听音乐时通过引导患者想象愉快平静的场景，强化积极感受。正念冥想疗法：在安静舒适的环境内取平卧或坐姿，用心感受呼吸中腹部的起伏，嘱患者不加评判地客观感受身体的不适，并摒除杂念，集中注意力在呼吸及感受上。正念减压核心思想是有意识地、不予评判地专注当下，对患者心理状态进行调节，使患者在压力下获得安定，并有利于缓解疼痛。

76　口腔癌患者的照顾者需要哪些心理关怀？

癌症不仅会给患者本人带来身心折磨，而且对整个家庭都会造成严重的"应激创伤"，尤其家庭照顾者更是如此。家庭照顾者在肿瘤患者诊断、治疗和康复中起至关重要的作用。癌症患者需要长时间的照护，在此期间，心理、身体、职业、经济负担的综合效应会导致照顾者的心理失调，出现抑郁、焦虑、紧张、失眠、疲乏等问题。

首先，发现并承认自己的心理需求。通常来说，大多数照顾者有意忽视自己的心理需求，把处理自身社会心理方面的问题放在很靠后的位置。研究发现，照顾者的社会心理疾病发生率等于或大于癌症患者，影响照顾者心理健康的因素可能是对患者病情和预后的担忧、长期陪护、巨额经济负担、人际交往的缺乏、家庭活动受限、家人的心理冲击、社会角色家庭角色的改变、对配偶关系的影响、工作单位的不理解等。虽说以患者的需求为首要考虑是合理的，但若长期压抑自己的心理需求，不仅影响自身健康，也不利于积极有效地照顾患者。

其次，及时寻求支持。照顾者往往难以对患者本人倾诉情绪，担心给患者造成负担，这时候可以尽量与亲朋好友保持联络，在情感上获取支持，也可以找到适合自己的压力排解方式，把过重的担子从心头卸下一些。有机会多与相似疾病的患者照顾者交流，相互表达感受、询问问题、减轻焦虑并获得积极适用的信息知识。当照顾者充分了解了患者的病情进展、治疗、居家护理等方面的情况时，他们会有更多思想准备和应对策略，压力也会随之减轻。如果通过自我应对难以调整心理状态，也可以寻求专业的心理帮助。

（韩　婧　刘一戈）

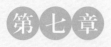

第七章

口腔癌术后功能康复有哪些

口腔癌患者往往需要以手术为主的综合序列治疗，由于术后口腔内组织结构发生改变，常造成面部畸形、咀嚼吞咽困难和语音不清等多种并发症，不仅影响患者的生存质量，甚至危及患者的生命，同时还会带来严重的社会及经济负担。患者术后有效的功能康复对于提高生存质量具有积极作用，康复内容主要包括：

（1）吞咽功能的训练：吞咽过程是由吞咽中枢支配的诸多肌肉共同参与的一个连续的运动，修复重建术后吞咽功能的训练包括基础训练和进食训练。

（2）语音功能的训练：舌、唇、下颌、软腭、喉是构音的主要器官，当其运动功能受损时，即出现构音障碍，因此需要进行各构音器官的运动康复。

（3）张口训练：手术瘢痕、放疗的纤维化均可导致颞下颌关节硬化以及咀嚼肌群纤维化，最终导致患者出现张口受限，影响患者的日常生活。张口训练是有效预防张口困难的发生并减轻其严重程度的主要治疗方法，包括主动张口训练和被动张口训练。

（4）咀嚼功能的训练：主要包括咬合训练和开口训练。

78　术后嘴闭不全，总流口水怎么办?

术后伴有吞咽困难的患者，常因未恢复吞咽功能，需要经常吐口水。还有一些行皮瓣修复的唇癌、颊癌患者，术后可能出现上下唇闭合不全，常常淌口水，随时都需要常备纸巾，这时候就需要进行唇肌训练，主要是锻炼上下唇肌肉，恢复口周肌肉力量。主要训练方法有：① 抿唇训练，把嘴巴完全闭起来，使唇红没有完全漏出来，使其完全包裹进去，然后把嘴巴打开，再打开时用力可以听到"叭"的一声就可以了，反复训练。② 含物训练，可以在唇部含一纸片或一吸管，嘴唇闭合，红唇内抿，压住纸片或吸管，尽可能逐渐保持较长的时间，以增加嘴唇的收缩力，用手抽出纸片或吸管，反复练习。③ 吹气训练，用力吸气，鼓腮，憋住气，并用力向外鼓气，坚持几秒，反复练习。通过训练可以提升唇部的肌肉力量。③ 龇牙训练，双唇尽量向前撅起，然后尽量拉向两侧做龇牙状的反复交替训练，以增加唇运动的灵活性。

79　**口腔癌患者术后怎样进行语音训练？**

语音功能的训练应在语音训练师的指导下完成。练习发音前应对患者的语音清晰度做好测评以用做康复效果的对比。术后语音功能的康复是一个循序渐进的过程，应结合唇部运动、舌部运动及开口训练一同进行。

（1）嘴唇训练：撅起嘴唇做吹口哨状，说"呜"，拉开嘴唇，说"咿"，不停交换说"咿——唔——咿——唔"，露出上下牙后放松，重复的做，配合唇肌训练。

（2）舌运动训练：训练时先做舌外伸训练，再做舌伸缩训练。为锻炼舌的伸出力，可用压舌板抵抗舌的伸出。待舌外伸功能改善后，可做舌伸出、舌尖舔上下唇、舔左右嘴角及卷舌训练，即舌伸出伸进、

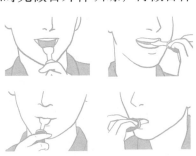

器械辅助舌肌训练示意图

将舌伸出口腔外面再往上翘、舌向左右嘴角移动、舌在口内左右移动推抵两颊内侧，用舌尖舔上下唇，舌头在牙齿外侧转动做清洁牙齿状、卷舌做马蹄声、舌头卷起由齿龈后扫至软腭再扫回来等动作。

（3）软腭训练：可多使用咀嚼、打哈欠、咳嗽、叹气等自然动作的训练，使软腭上升，如做叹气动作，然后发"a"音，尽量张开嘴后撅起嘴，说"啊——呜——啊——呜""啊——咿——啊——咿""啊——呜——咿""啊——喂"等词。然后训练发爆破音与开元音"pa、da"、摩擦音与闭元音"si、shu"，上下牙相碰出声，做大咀嚼状，或嚼饼干或口香糖，也可用冰刺激软腭。

（4）吹气训练：做不要说话的信号，发出"嘘"的状态，或吹火柴、口哨等动作。也可用吸管吹水，或慢慢哈气，越长越好。另外，也可鼓胀两颊，持续越久越好，鼓起两颊做漱口状。

（5）发音训练：语音训练时，应从单个音节开始，慢慢过渡到单个词和词组。宜采用录音机对训练过程进行录音，训练时可对照镜子发音，以利于发现并纠正异常的发音。舌尖音、舌卷音及舌背与软腭形成的音是舌癌术后语音康复的难点，应勤加练习。

80 口腔癌患者术后张口受限，怎样进行张口训练？

张口训练包括主动张口训练和被动张口训练。主动下颌运动训练：先小开口，使下颌尽力下降，逐渐增加活动量，反复张闭口运动，微张口，缓慢向左运动下颌再回正中位，然后缓慢向右运动下颌再回正中位，下颌向下伸、向前伸再回正中位。被动张口训练：借助手指力量或是专用开口器进行被动训练。手指康复指患者大拇指朝上，在上颌牙颌面放着，示指放在下颌牙颌面，用大拇指和示指将上下颌掰开，张口至颞部肌肉稍有胀感，每天练习至少2组，每组30分钟，每次保持张口最大状态保持1分钟（如果保持不了，先从保持10~20秒可以，循序渐进至1分钟），再手松后，继续保持10秒。开口器包括以手挤压操纵式和持续

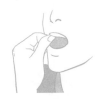 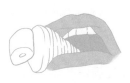 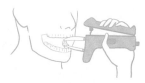

手指训练　　　　　咬合块支撑训练　　　　　张口器训练

式的开口训练器，要求有一定的弹性，放置在健侧磨牙区或前磨牙区，能起到一定的支撑作用。训练时应注意正中开口训练，即训练时保持开口形在正中，达到两侧肌肉协调的目的。术后3~6个月内每日坚持锻炼，根据患者不同情况选择合适的张口器，不同张口器训练时间依据产品说明使用。普通张口器可进行每日3次训练，每次15~20分钟（直至张口度达上下前牙间容三横指）。当肌肉感到酸累时，可取下开口器休息，酌情适当增加训练时间，当双侧关节区感觉疼痛时，需暂停使用，对颞下颌关节区及颈部肌肉进行按摩，或热敷关节区，如果持续疼痛，需及时到院就诊。

81　术后吞咽困难要进行什么基础训练？

吞咽功能障碍是指患者不能自主地将食物由口腔输送至食管。吞咽困难还可继发肺部感染、营养不良，导致生活质量下降，所以吞咽功能的恢复对癌症患者的术后康复是不可或缺的。一般术后2周即开始练习吞咽，吞咽功能康复训练是一般分为功能性恢复训练（基础训练）和进食刺激训练。基础训练主要是加强口唇舌的肌肉力量，恢复肌肉主动收缩能力，每日进行鼓腮、主动伸舌等运动以及面部按摩，逐步改善面部口、舌等肌肉和下颌骨的运动功能。主要训练方法包括：

（1）舌的被动运动：开始训练时可从被动运动开始，即用纱布包好舌头，将其牵向前、后、左、右、上、下等各个方向，使其被动运动，一段时间后逐步过渡到主动运动。

（2）空吞咽法：患者舌尖顶住门牙内侧，沿硬腭往软腭滑动，做吞咽运动，重复20次。

（3）鼓腮法：患者撅嘴鼓腮，坚持5秒，做吞咽动作，重复30次为一组，每天三组。

（4）左右伸舌法：患者伸舌向左摆动到最大限度，坚持3秒后缩回，又伸舌向右摆动到最大限度坚持3秒。重复左右伸舌运动20次。

（5）上下伸舌法：患者伸舌向上舔鼻子，做最大限度坚持3秒，缩回舌头后又伸舌向下舔下巴，做最大限度坚持3秒。重复上下伸舌运动20次。

（6）伸舌抗阻力法：患者伸舌，家属把压舌板放在患者舌尖，稍用力将舌头往口腔内推，患者舌尖使反方向作用力稍用力往外推，一进一出彼此拉扯10次，然后将压舌板拿出，患者闭嘴做吞咽运动，重复吞咽10次。

（7）物理治疗：电刺激治疗维持吞咽反射，防止废用性肌萎缩，加强参与吞咽动作的肌肉肌力。

（8）冷刺激法诱发吞咽反射：患者取坐位或半坐位头稍前倾，先用冰块或冷水浸湿的棉棒刺激软腭，诱发吞咽运动。

82　如何在进食时刺激患者吞咽？

吞咽困难的口腔癌患者在训练初期的饮食，应注意：

（1）食团性状的选择，对于口腔期控制不良、声门闭合不全的患者可以选择易在口内移动又不易误吸的食物，如较为黏稠的食物，对于舌部、咽部肌力下降的患者应选择稀薄食物，开始训练时应小口量（1~4毫升）。用小而浅的勺子，尽量将食物放在舌根，以利于吞咽，注意防止误吸。

（2）进食体位的选择：① 头前倾适用于咽期启动迟缓的患者，即在吞咽之前头部尽量前倾，或者向一侧偏斜，深吸一口气，在吸气末完成之前，缓慢地完成吞咽动作，再将这口气呼出；② 转头吞咽适用于单侧咽部麻痹的患者（需要经过专业人员判断），进食时头部转向麻痹无力的一侧，患侧吞咽通道被挤压变窄，食团就会从健侧进入，从而易于吞咽；③ 歪头吞咽适用于单侧口腔期困难的患者，进食时将食物放入健侧，向健侧歪头吞咽，增强健侧的吞咽能力，同时带动患侧吞咽；④ 低头吞咽适用于吞咽反射延迟、喉闭合延迟的患者，这种方法能够增加食团后送的难度，延长食团在口腔停留的时间，从而避免食物进入还未准备好启动的咽部，引起误吸；⑤ 交互吞咽指在每次吞东西之间反复做几次空吞咽（吞口水），或者不同形式的食物交替吞咽，如固体食物和液体食物交替吞咽，这样既能除去咽部残留食物，又有利于刺激诱发吞咽反射；⑥ 点头吞咽：在进行一次吞咽动作后，先将颈部往后伸，

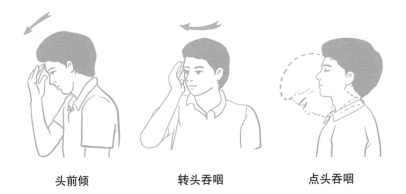

头前倾　　　　　　转头吞咽　　　　　　点头吞咽

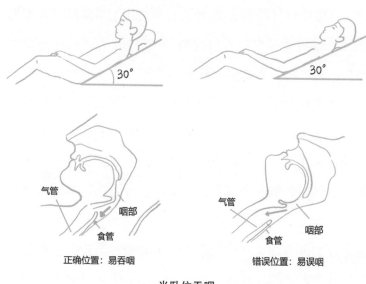

正确位置：易吞咽 　　　错误位置：易误咽

半卧位吞咽

将食物从易残留处挤出后，再向前屈颈部吞咽被挤出的食物，可有效改善滞、残留造成误吸的情况；⑦ 半卧位：卧床不能坐起者协助采取卧位吞咽，并予适当的枕头支托，床头与地面至少成30°角，能有效降低误吸、反流、肺部感染和腹胀等的发生率；⑧ 促进吞咽反射手法：通过吞咽肌群的感觉诱发吞咽反射，用手指沿甲状软骨到下颌上下摩擦皮肤。逐渐完成米糊状的食物吞咽试验之后，逐步将食物往舌尖方向放置，并逐步稀化食物，加强吞咽功能的恢复。

83 术后如何进行咀嚼训练？

对于重建患者，术后恢复口内进食后，咀嚼功能的训练也是非常重要的。平时应选择细软、不易松散且易嚼碎的食物，如豆腐、香蕉、肉饼、藕粉等，避开坚硬、纤维多的食品等，避免过热的食物，逐渐适应残余及皮瓣舌组织活动。训练时食物量从少到多，每日3~5次，次数渐增多，直至咀嚼功能完全康复。

对于咀嚼功能尚未恢复患者，需要进行咀嚼功能的训练，可以通过咀嚼运动（咬合训练）、增加牙齿接触面、恢复张口度等方式进行锻炼咀嚼能力。

（1）咀嚼运动：是指帮助切割和研磨食物，以便更好地消化和吸收食物。咀嚼运动取决于牙齿和咀嚼肌。咀嚼时，肌肉只发挥部分力量，在训练初期，可将压舌板放入患者下颌磨牙上，由口腔延伸出来，训练患者咬压舌板，咬住并维持动作5~10秒，帮助患者找出自然咬合动作。然后进行空叩牙训练，每张闭口咬牙20次配合1次吞咽动作，可以加强各咀嚼肌群的力量，促进血液循环。

（2）增加牙齿接触面：在条件允许的情况下，及时修复牙齿和调整牙齿排列可以提高咀嚼效率和能力。

对于术后存在吞咽困难的患者，在经过一段时间的吞咽康复后，如在舌体功能逐渐恢复的基础上，可将食物放置于健侧舌体，用残余舌体缓慢搅动，分步骤锻炼吞咽动作。先用舌头把食物送达咽部，然后再慢慢吞入食道。食物要从流质渐过渡到普食，避免干硬食物。为减少呛咳，应少量、缓慢地进行，逐渐形成习惯。舌根部舌癌患者，为避免舌根部切口牵拉和感染，可以延迟开始咀嚼训练。

84　术后面神经损伤，如何进行功能训练？

手术损伤面神经引起面瘫症状，术后除给予营养神经药营养神经治疗外，还需要进行面神经功能训练，面肌功能训练内容：① 面部肌肉按摩：对损伤神经所支配区域进行肌肉按摩，每日2~4次，每次3~5分钟。② 面肌功能训练：根据面神经损伤部位分区进行额、眼周、鼻、口周4个部位面肌功能训练。

训练方法：额部：① 尽力皱眉。不能运动时在眉的内

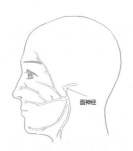
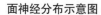

面神经分布示意图

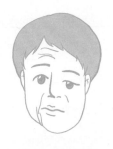

面瘫表现示意图

侧角处加力协助运动；对其拮抗时，可以在眉的内侧角处加一相反的力。② 用力抬眉。不能运动时在眉中间处加力，协助运动；拮抗时可以在眉中间施力。眼部：① 用力闭眼。如不能完全闭合可用手指加力帮助。拮抗时在眼睑处施以微力。② 紧闭眼与轻闭眼交替进行。鼻部：① 尽量扩大鼻孔似不能呼吸样。② 尽量缩小鼻孔似遇难闻气息样。③ 用力皱鼻，在鼻根处形成皱纹。力量不够时可以手指力量帮助；拮抗时于鼻唇沟处加力。唇部：① 用手指压住嘴角两边，前伸嘴唇，像是在发"u"音。② 用手指压住嘴角两边，后拉嘴唇，像是在发"i"音。③ 运动上唇作显露上牙龈状。力量不足时，可以用手指协助运动；拮抗时用手指从鼻底向唇方压黏膜。④ 运动下唇，作显露下牙龈状。此时可感到颏部肌肉的紧张。力量不足时，可以用手指轻压下颌区皮肤协助运动。拮抗时，用手指从颏部向唇方加力。⑤ 两唇之间衔一物，并试着移动它。

训练要点：训练时要求环境安静，注意力集中；每个训练动作均做到最大限度；只锻炼患侧肌肉；对力量弱的肌肉要用手指帮助它达到正常位置；肌肉可以运动时，应该施以轻微的拮抗力，达到增强肌肉力量的目的。

训练时间：所有病例均于手术后2周开始训练，每天2~4次，每个动作重复4~5次。针对受损神经支配的肌肉进行按摩，可改善血液循环，防止软组织粘连并能延缓肌肉萎缩，但要注意按摩的力度不宜过大。术后早期行面肌的功能训练，可以防止面肌萎缩，促进面神经功能的恢复，减少并发症的发生。由于神经生长缓慢，面部神经功能恢复时间长，对日常生活、工作产生较大影响，患者常常产生悲观情绪，患者应保持良好心态，坚持功能锻炼。对于面瘫的患者，应做好眼部的清洁和保护。

85 髂骨移植术后口腔癌患者术后如何康复训练?

以髂骨作为供骨者，术后早期应取仰卧位，使腹肌松弛，并避免用力咳嗽、排便、呕吐及站立等增加腹内压的情况，防止腹股沟疝的发生。髋关节的运动主要与髂嵴内、外侧的肌肉附着及股神经的肌支支配有关。由于术中离断了髂嵴内外侧臀肌、髂肌、阔筋膜张肌、缝匠肌等肌肉的附着，在术后早期的一段时间内，在取骨侧的臀下和腘窝处垫枕，保持髋关节和膝关节的屈曲位，可最大限度地减少术后不适。髂部加压制动一段时间，避免过早负重，以促进创口愈合。术后2~3天内，患者可有暂时性肠梗阻，系牵拉腹内容所致。鼻饲胃管应在肠梗阻解除后拔除。术后第3~5天可小范围主动伸屈膝关节1~2次/天、20分钟/次，膝下垫枕头并逐渐增高。术后5~7天，供区疼痛大大减轻，可适当坐起，在床上进行关节的轻微活动，逐步过渡到下床活动。为加快恢复，术后早期可作理疗，以增加血液循环，促进肢体的恢复。术后2周，主动伸屈健膝关节宜慢动作，1分钟/次，300次/天，可分三段完成，同时主动收缩股四头肌，患者平卧，尽量伸膝并背伸关节持续5秒后放为1下每4次，每次250下，以主要锻炼股四头肌和小腿三头肌的等长收缩，练习完感肌肉稍有酸痛，可酌情加量或减量，休息后次日疼痛消失不觉劳累为宜。术后4周，患者可进行股四头肌直腿抬高练习。患者平卧，将膝部放平往下压同时绷紧大腿肌肉，足背往上，抬高患肢30°然后缓慢放下主动逐渐增加抬高至45°，停留3~5秒再缓慢放下。练习300次/天，每次1分钟。也是分三段完成。术后1~2个月可逐步恢复负重行走。

86　腓骨移植术后口腔癌患者术后需进行什么训练？

腓骨是小腿的非重要承重骨，上、中段无承重作用，下 1/4 参加踝关节的组成，有加强关节稳定的作用。在腓骨移植术后，供区可能出现术区足背部皮肤麻木、背伸障碍、爪形趾、踝关节疼痛、踝关节不稳、步态异常等远期并发症，术后需进行康复训练，一般可在术后 10~12 天开始在床上进行肢体活动，逐步过渡到挂杖下床行走，约2个月后可适当负重行走。术后康复训练在愈合稳定之后进行锻炼，主要有肌肉力量训练、关节活动度训练，以及下肢负重平衡稳定性训练，防止产生运动功能障碍的问题。

（1）肌肉力量训练：主要包括：① 踝关节背伸牵拉：将踝关节背伸，向后牵拉脚部至极限位置，保持15秒后恢复正常姿势，重复10次。② 踝关节外翻等长力量训练：将患肢外侧抵住桌腿或者墙面，向外用力使肌肉保持收缩的状态，坚持15秒后恢复至正常的姿势，随后放松5~10秒，重复5~10次。③ 踝关节内翻等长力量训练：将患肢的内侧抵住桌腿或者墙面，向内侧用力使肌肉保持收缩的状态，坚持15秒后恢复，放松10秒，重复5~10次。④ 抗阻力力量训练：使用橡皮筋或者毛巾自行增加阻力，运动踝关节时脚面向后，可以帮助抵抗橡皮筋或者毛巾的阻力，坚持15秒后恢复，重复10次。

（2）关节活动度训练：主要包括：① 踝关节外翻牵拉：将踝关节向外，牵拉脚部到极限位置后，保持15秒后恢复正常姿势，重复10次。② 踝关节内翻牵拉：将踝关节向内牵拉脚部，到极限位置后，保持15秒后恢复正常姿势，重复10次。

（3）下肢负重平衡稳定性训练：在没有完全愈合之前不能过早进行负重，后期要循序渐进地进行下肢的负重训练，提高下肢站立的平衡性、稳定性，防止后期产生步态异常的现象。

87 术后抬肩无力、疼痛，该如何训练？

术后抬肩无力、疼痛为副神经损伤表现。副神经作为胸锁乳突肌、斜方肌等的支配神经，在颈肩运动中起重要作用。损伤副神经，既可引起胸锁乳突肌萎缩导致病理性斜颈，也可导致其所支配的斜方肌功能障碍，严重影响患者的生存质量。副神经损伤的主要治疗方法为手术治疗，并使用药物治疗、物理治疗等辅助治疗。根治性颈淋巴清扫术中不保留副神经，术后会出现永久性损伤，现在多采用改良根治性颈淋巴清扫术。

（1）术后常给予药物治疗，包括：① 神经营养药物：可改善神经细胞代谢或改善微循环，促进神经生长及恢复，如甲钴胺片、维生素B_1、维生素B_{12}等。② 血管扩张药物：可用于扩张血管，改善微循环，有助于神经细胞的生长。如尼莫同、低分子右旋糖酐等。

（2）物理治疗：通过应用红外线、超声波、低中频电疗、热疗等体外的物理治疗，对因副神经受损导致局部肌肉的麻痹，有较好的疗效，原理是通过促进血液循环，给肌肉一定的机电刺激，改善瘢痕组织对神经的粘连和压迫，促进神经的再生。同时还具有消除炎症、促进水肿吸收的效果。

（3）康复训练：运动作为一种生理刺激，能改善局部血液循环，训练肌肉有节律的收缩。在康复科医生的指导下，通过一些器械辅助，进行康复训练，达到延缓肌肉萎缩，利于支配肌肉的神经再生的目的。居家康复训练可以选择一面空墙面，患者脚侧面贴墙站立，使人与墙面呈垂直，患侧由下垂状态向上方旋转，左臂逆时针方向旋转，右臂顺时针方向旋转，或做梳头动作，每天多次练习。

88 行皮瓣的口腔癌患者术后床上制动期间是否需要进行康复训练？

皮瓣修复的患者术后需要头颈部制动、卧床1周，由于平躺时间较久，不仅会出现腰部酸痛，还有可能出现废用综合征的表现。废用综合征指的是长期卧床不活动，或活动量不足及各种刺激减少的患者，由于全身或局部的生理功能衰退，而出现继发性结构、功能障碍，例如肺部感染、压疮、深静脉血栓、便秘、肌肉萎缩、肺功能下降、体位性低血压、智力减退等一系列综合征。大多数废用综合征的表现可以通过积极的康复训练得到预防。对于口腔癌患者，废用综合征可能表现为长期胃造瘘失去了吞咽功能、肺功能下降及颈肩综合征等。大多数患者为气切患者，痰液比较多，术后气切本身就会增加肺部感染的风险，影响患者肺功能。另有文献报道，体位制动平躺在床上3~5天，肺功能可下降30%，所以在制动期间进行呼吸训练既必要且重要。对于卧床制动的患者建议进行一定的呼吸训练和空吞咽训练，以减少诊治后延期出现的误吸导致的肺炎。呼吸训练主要包括膈式呼吸运动、咳嗽等，配合一定的空吞咽训练也是呼吸训练的一部分。膈式呼吸包括有意识地使用膈肌做深呼吸，在带气套管不太方便的情况下，可先进行主动平静呼吸训练，同时加强卧床患者的拍背，促进肺内痰液的排出。待患者可坐立或站立行走时，指导患者调整呼吸节奏，进行深呼吸、咳嗽、吞唾液训练等。同时，对于头颈部制动的患者，需鼓励患者在床上进行肢体运动，避免下肢血栓的形成。

（刘剑楠　吴　昊）

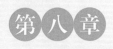

第八章

口腔癌预后如何

89   得了口腔癌还能生存多久？

对于口腔癌患者的生存时间，主要有以下几个方面：

（1）生存率：癌症患者的总生存时间可以用5年生存率来大致预估，其是指肿瘤经过各种综合治疗后，生存5年以上的患者所占的比例。5年后再次复发概率很低，一般可视作临床治愈。早期口腔癌5年生存率约为92%，如果肿瘤侵犯周围淋巴结，5年生存率可降至61%，发生远处转移者5年生存率更低，为24%。另外，5年生存率等统计数据仅用于临床研究，不代表个人具体生存期，患者的个人生存期需要结合多种因素来决定。

（2）预后因素：口腔癌预后与肿瘤分期、淋巴结转移具体情况等有关，一般地说，分期越早，预后越好。淋巴结转移中，颏下和颌下、颈深上淋巴结转移预后相对较好。由于口腔癌容易发生淋巴结转移，口腔及周围血运丰富，解剖结构复杂，手术很难完全切除，术后容易复发，因此预后整体较差。

90　口腔癌患者做完手术还会复发吗？

　　我们都知道，手术之前需要签订手术知情同意书，往往恶性肿瘤手术知情同意书第一条就是原有疾病存在复发、转移可能，口腔癌也不例外。那么，口腔癌术后复发的相关因素有哪些呢？有学者研究表明，术后复发可能与以下相关因素有关：① 肿瘤深在，呈浸润性生长，发展迅速；② 口腔颌面部血运丰富，解剖间隙多，有利于肿瘤的生长而为手术切除增加了难度；③ 口腔颌面部尤其是舌及口底部淋巴组织丰富，有利于肿瘤的早期转移；④ 口腔黏膜尤其是颊、舌及口底黏膜因咀嚼而不断摩擦运动，对肿瘤的转移有促进作用；⑤ 口腔内空间有限，行肿瘤切除手术时术野受限，切缘安全性难以把握，容易出现肿瘤细胞残留，需要再次扩大切除，从而极大增加了术后肿瘤复发的可能性；⑥ 肿瘤侵袭深度，有研究表明肿瘤侵袭深度越深，其预后越差；⑦ 肿瘤大小，肿瘤越大，术后其复发率亦随之升高；⑧ 淋巴结的转移，术后颈淋巴结病理检查有转移，特别是多个淋巴结转移，术后局部复发率和远处转移率均

明显增高，要高度警惕其术后快速复发的可能性；⑨ 手术
方式的选择，手术过于保守或肿瘤累及重要解剖结构而难
以保证足够安全的手术切缘，复发率会相应增高；⑩ 组织
学分级，一般认为，细胞分化程度越差，其复发可能性就
越高。

91 口腔癌患者治疗后生存率有多少？

实际上，这是一个与口腔癌治疗效果有关的问题。通
常，对于口腔癌需要采取以外科手术为主的方法进行治疗，
包括彻底切除原发灶和可能转移的淋巴结，以及针对手术
切除造成的口腔软硬组织缺损进行修复重建，以保障患者
术后能恢复咀嚼、吞咽和发音等口腔功能。因此，口腔癌
的疗效其实包括了生存和生活质量两个方面，而生存是前
提和基础。医学界评价治疗效果的一个重要指标就是5年生
存率。对于口腔癌而言，5年生存率系指口腔癌经过治疗后，
生存5年以上患者的比例，口腔癌经过治疗后5年内不复发，
再次复发的机会就极大降低了，故5年生存率表示口腔癌治
疗的效果。但口腔癌由于部位的特殊性，其治疗效果不同

于其他实体肿瘤，不同解剖部位的口腔癌，其5年生存率有所不同。最新的数据显示：舌癌的5年生存率为52%（局限性舌癌为77%；舌癌伴颈淋巴结转移为38%，舌癌伴远处转移的为20%）；口底癌5年生存率为66%（局限性口底癌为81%，口底癌伴颈淋巴结转移为68%，口底癌伴远处转移为39%）；唇癌5年生存率为90%（局限性唇癌为92%，唇癌伴颈淋巴结转移为60%，唇癌伴远处转移为28%）；牙龈癌和口腔其他部位的癌症5年相对生存率为59%；口咽癌和扁桃体癌5年相对生存率为70%。

92 口腔癌术后做放疗对预后有影响吗？

很多罹患口腔癌的患者和家属都存在这样的疑问，同样是口腔癌患者，做完手术以后，主刀大夫都说已经把肿瘤切干净了，但有些患者术后需要做放疗，有些患者却不需要做放疗，这到底是为什么呢？什么情况下需要做放疗呢？其实，现在的医学都是讲证据的，称为循证医学。手术后需不需要做放疗，是有数据支持的。癌细胞非常小，肉眼根本看不见，只有在显微镜下放大好几百倍才可以看得见。癌细胞从一个细胞，发展到肉眼可见的几厘米大小的肿瘤包块，经历了漫长的过程，可能是几个月甚至一两年。在这个漫长的时间内，有可能就会有少量的癌细胞通过淋巴或者血液循环途径，已经跑到远处或者躲在肿瘤周围组织中。外科医生做手术，只能够切除肉眼看得见的肿瘤细胞，并不能切除那些已经跑到其他地方或者已经躲起来的。所以，术后的病理结果，只能证明医生已经把肉眼可见的肿瘤全部清查出来，肿瘤切除的边缘没有癌细胞，医学上称为达到了 R0 切除。也就是医生把眼睛看得见的肿瘤都切除了，那还需不需要放疗呢？这就需要看病理分期，分期越晚，发生癌细胞扩散的概率越大，通过放疗可以杀死这些潜在的癌细胞。对口腔癌而言，一般地说，早期的口腔癌患者手术治疗效果会比较好，术后不需要放疗。对于中期或者晚期的口腔癌患者来说，比如颈部有明确的淋巴结转移，特别是多个淋巴结转移或存在包膜外扩散的时候，一般手术后建议患者进行放射治疗。除此之外，如果有些特殊部位的口腔癌在手术切除的时候，无法做到完全的扩大切除，有时候甚至肿瘤有切缘阳性的情况，就要通过手术后放疗来补充和巩固治疗效果。还有一种情况就是有些肿瘤实施手术很难完全切除，手术的主要目的是缩小肿瘤，术后再通过放射线的杀灭作用抑制肿瘤的发展，缓解患者病情，减轻患者痛苦，延长患者生命。

93 日常生活中如何提高口腔癌患者的生存率？

（1）心理支持：良好的情绪和心态是药物所不能替代的，确诊后患者可能产生恐惧害怕，家人要注意倾听患者心声，提高患者的心理承受能力，缓解焦虑症状。鼓励患者家属给予支持，让患者以良好的心态积极面对手术和其他治疗，在治疗期间和治疗结束后，建议家属让患者做力所能及的工作与家务，重新融入社会角色。

（2）饮食管理：术后根据医生要求，从流食开始逐步恢复进食。避免生冷硬烫的食物，回避辛辣、酸等对黏膜有刺激性的食物。

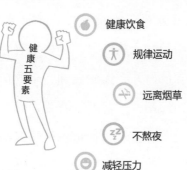

健康饮食
规律运动
远离烟草
不熬夜
减轻压力
健康五要素

（3）运动管理：积极进行自我日常生活管理，适度运动，保持充足睡眠，避免过度劳累。

（4）预防：① 戒除不

良习惯：戒烟戒酒，不嚼槟榔；② 调整饮食习惯：增加饮食多样性，补充蔬菜、水果，以及富含蛋白质的食物，饮食应避免过烫、高盐、辛辣的食物，避免黏膜受刺激。减少高糖食物的摄入，食用后应及时漱口，预防龋病；③ 保持良好的精神状态：避免恐惧、焦虑、抑郁等不良情绪，通过跑步、绘画等多种活动改善情绪，能帮助提高治疗效果；④ 维持口腔健康：选择合适硬度的牙刷刷牙，选择正规的口腔科纠正口腔卫生问题，及时处理锐利的牙尖、残根以及不良修复体，如果出现口腔黏膜白斑等及时诊断和治疗；⑤ 注意个人卫生：通过注射人乳头状瘤病毒疫苗等方式预防该病毒感染，性生活时注意防护，防止梅毒等传染病传播；⑥ 积极治疗疾病：扁平苔藓、口腔白斑等疾病与口腔癌有关，应当积极治疗；⑦ 重视口腔检查：定期进行口腔检查，特别是有修复体、残冠、残根者，可以在疾病早期发现异常。

94 有远处转移的口腔癌患者还有手术机会吗，有什么治疗方法？

对于口腔癌的治疗常用的方法有手术、放化疗和中医治疗等，但是肿瘤晚期出现远处转移的患者，往往都已经失去了手术的机会（除单病灶转移），且患者病情较重，应及时采取措施治疗，不过由于疾病的消耗、肿瘤的侵害，患者体质普遍较弱，在选择治疗方法时需慎重有加。对患者采用个体化多学科综合治疗的手段，才可以提高疗效，延长患者生命。中医作为我国的传统医学，近年来在治疗癌症方面也发挥着独特的优势，尤其是在综合治疗中的作用日益凸显。口腔癌晚期出现转移，虽然通过放化疗能够抑制杀灭癌细胞，在一定程度上缓解症状，延长患者生命。但放化疗缺乏选择性，也会损伤正常细胞和组织，产生一定的不良反应，影响患者生存质量和生存期。大量的临床实践表明，中医与放化疗联合使用，有助于扶正元气，减

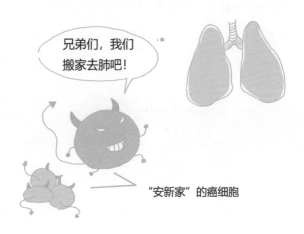

"安新家"的癌细胞

轻放化疗对机体造成的损伤，缓解消化道反应、骨髓抑制等症状，增强患者的免疫功能，还能抑制肿瘤细胞，提高整体的治疗效果，进一步延长患者生命。对于年老体弱、广泛转移、不能或不愿放化疗的患者，可以采用中医保守治疗，把扶正元气放在首位。通过调节患者机体的内环境，恢复气血、阴阳、脏腑的平衡，去除恶性肿瘤生存的环境，一方面抑制肿瘤细胞继续扩散转移，稳定病情，另一方面提高患者的免疫力和抵抗力，改善患者的饮食、睡眠、精神状况，增强体能，减轻患者痛苦，从而达到提高生存质量，延长生存时间的目的。

95 目前已经研究出的可以提高口腔癌患者预后的生物靶向药有哪些?

生物靶向治疗技术是通过特异性的靶向针对肿瘤细胞的恶性表型分子，作用于促进肿瘤生长、存活的特异性细胞受体、信号传导等通路，新生血管形成和细胞周期的调节，抑制肿瘤细胞生长或促进凋亡的抗肿瘤作用，可以特异性地杀死癌细胞，但同时不杀死或极少杀伤正常人体细胞，能极大降低宿主毒性反应。那么，已经研发出了哪些可用于口腔癌的生物靶向药物呢?

（1）西妥昔单抗：EGFR属于人表皮生长因子受体家族，在多种人恶性肿瘤细胞中高表达，在口腔癌组织中EGFR表达率超过50%。靶向EGFR单克隆抗体是第一个应用于口腔癌的分子靶向治疗药物。

（2）尼妥珠单抗：人源化的单克隆抗体，初步的临床试验显示，尼妥珠单抗具有明显的抗增殖、促凋亡和抑制血管新生的作用。一项对无法手术的头颈部肿瘤患者应用尼妥珠单抗的临床实验表明，接受200毫克和400毫克剂量的总生存期较低剂量组（50毫克和100毫克）明显延长，3年无病生存率分别为16.7%和66.7%，显示该药有较好耐受性并能提高放疗的疗效。

（3）PD-1/PD-L1抗体药物："PD-1/PD-L1"是人体免疫系统的重要组成部分-T细胞上的一个药物靶点，针对这一靶点设计的药物可以激活T细胞对肿瘤细胞的免疫作用，从而唤醒患者自身的抗肿瘤效应。Keytruda是第一个获得FAD批准的PD-1抑制剂，迄今为止，其被批准的适应证包括：晚期皮肤癌（黑色素瘤）、肺癌、头颈癌、霍奇金淋巴瘤、胃癌在内的多种癌症。虽然目前口腔癌的生物靶向治疗大多仍然停留在基础或者临床试验研究阶段，但它已经显示出强大的生命力，靶向治疗将是今后口腔癌治疗的研究热点。基因治疗、免疫治疗、靶向肿瘤干细胞治疗 等大大丰富了口腔癌的治疗手段，有望明显提高患者的生存率和生活质量。

96　如何延长晚期口腔癌患者的生存时间？

晚期口腔癌往往已经出现了癌细胞的转移、扩散，已经危害到了身体其他组织器官，已经失去了手术的可能，并且患者体质已经恶化。但这也并不意味完全没救了。肿瘤到了晚期，治疗的目的主要是延长患者生命、提高生活质量。这时候可以采用中西医结合的疗法，中医讲究全身调理，用中医治疗癌症，合理地运用一些中药，在一定程度上缓解患者痛苦，尽可能地延长患者生命，而不能治愈癌症。西医采用局部放疗和全身静脉化疗的方法控制肿瘤的快速发展。中西医各有优势，所以一般癌症晚期患者，医生会采用中西医联合治疗，在调理患者身体的同时，消灭癌细胞。那么，到了癌症晚期患者该怎么做才能提高治疗效果呢？

（1）保持良好、积极的心态：患者要对自己有信心，不管什么疾病，一个好的心态是最基本的，好心情能对疾病的治疗起到辅助作用。

（2）提高生活质量：到了癌症晚期，患者更要注意改善自己的生活质量，以避免并发症的发生。保持身心放松，生活质量得到了改善，对癌症的治疗很有帮助。

（3）良好的饮食生活习惯：有的患者被确诊为癌症晚期之后，觉得生还无望了，就放任自我，一直颓废，茶不思、饭不想，也不在乎自己的身体了。其实，到了癌症晚期更要规律吃好一日三餐，不熬夜、规律作息。

（4）积极配合医生的治疗：一定要谨遵医嘱，及时治疗，时间就是生命。

97 在口腔癌中，为什么舌癌的预后是最差的，影响舌癌预后的因素有哪些？

由于舌体和周围组织血运和淋巴组织极为丰富，恶性肿瘤易发生早期转移，且手术难以完全切除。另外，舌体活动频繁，为恶性肿瘤细胞转移的促进因素。因此，舌癌往往发展快、死亡率高、预后差。影响舌癌生存期的因素有以下几种：

（1）肿瘤本身的情况，比如是否为早期治疗，早期的舌癌生存率非常高，但大部分情况因为早期一般症状不明显，被忽略了，因此发现时一般都为中、晚期。

（2）患者心理状态，保持一个良好的平和的心态，积极配合手术治疗，对手术后的恢复有着良性的影响，应帮助患者积极地调整心态。

（3）手术是否彻底影响着术后生存时间，这也是影响舌癌生存率的因素之一。根据患者癌肿临床病理分期、分型等情况，如能及时切除肿瘤，彻底清扫有可能被肿瘤细胞侵袭的颈部淋巴结缔组织，能显著延长术后存活时间。鉴于舌体为咀嚼和语言的重要器官，对于舌体缺损1/2以上时应行同期再造修复术，以提高患者的生活质量。

（4）患者本身的身体功能是否良好，如果身体功能好，免疫力强，就能够抵抗肿瘤的发展，耐受各种药物治疗，因此，提高免疫功能，增强对肿瘤的抵抗力对舌癌患者来说尤为重要。影响疾病预后的因素有很多，除了疾病进展及患者本身的原因以外，治疗手段的选择以及治疗效果的好坏对疾病的预后也会产生极大的影响。

98 为什么口腔癌患者手术要做颈淋巴清扫，对预后有何影响？

要知道口腔癌患者为什么手术时需要做颈淋巴清扫，首先我们需要先了解什么是颈淋巴清扫术。这项手术是指整块切除颈部淋巴组织和周围的脂肪、肌肉、神经、筋膜、血管等。目前口腔颌面外科常用的主要有根治性颈淋巴清扫、功能性颈淋巴清扫和择区性颈淋巴清扫。淋巴系统是人体内重要的防御系统，它遍布在全身各处，可产生杀伤因子和直接杀灭细菌、病毒甚至癌细胞。当人体组织有癌细胞时，淋巴细胞会聚集在癌细胞周围，吞噬杀伤癌细胞。但是，由于癌细胞的异质性，有着顽强的生命力，即使被淋巴细胞吞噬了也依旧能存活。而淋巴细胞有时像血细胞一样在淋巴系统内循环，这样，本来是杀伤癌细胞的淋巴细胞，反而成了帮助癌细胞扩散的便利通道。与其他肿瘤一样，口腔癌细胞容易通过淋巴系统转移，尤其是舌癌和口底癌，极易发生早期转移，沿途的淋巴结就成为癌细胞的中转站和庇护所。因此，除了极早期（T1）的口腔癌外，即便切除了病灶，淋巴结里的癌细胞也已经埋下了转移和复发的种子。所以，淋巴组织作为较常出现转移的部位，在手术中进行清扫也是无可非议的，可以尽早地发现散落的癌细胞，这样有助于预防转移。把颈部淋巴结清扫干净，才能最大限度地降低癌细胞的复发和转移。颈淋巴结清扫的目的，就是彻底清除癌细胞可能潜伏的哨点。

 99 口腔癌患者术后多久需要复查，复查的内容有哪些？

口腔癌作为恶性肿瘤的一种，其治疗为综合序列治疗，即便是早期肿瘤，也不仅仅是做了手术就可以高枕无忧了，术后定期复查也是口腔癌序列治疗的一部分。口腔癌患者手术治疗结束后要定期体检，进行影像学检查、甲状腺检查、口腔功能评定等的随访和监测。

（1）定期体检：口腔癌治疗结束后需要头颈部定期体检，了解切口愈合情况，有无新生肿物，有无淋巴结肿大等。第1年，1~3个月随访一次；第2年，2~4个月随访一次；第3~5年，4~6个月随访一次；治疗5年后，6~12个月随访一次。

（2）影像学检查：口腔癌患者治疗结束后3~6个月进

行影像学检查，包括超声检查、CT检查，必要时行磁共振检查，了解有无复发、转移等。

（3）甲状腺检查：口腔癌患者治疗结束后，每6~12个月检查甲状腺功能，了解促甲状腺激素水平。

（4）吞咽功能评定：口腔癌患者治疗结束后，需要对吞咽功能、咀嚼功能、语言功能、张口度进行评估。必要时需要有针对性地进行康复训练。口腔癌患者治疗结束后，患者定期就诊，在医生指导下进行复查，早发现、早诊断、早治疗，延长生存期，提高生活质量。

100　生物免疫治疗对提高口腔癌预后有帮助吗?

生物免疫治疗是一种新兴起的治疗方法，对口腔癌治疗有着明显的优势，与传统的治疗有很大的区别，生物免疫治疗更具有安全性，治疗过程损害小。有研究指出，无论口腔癌患者处于哪个时期，生物免疫治疗的方法均可使用，联合传统的治疗方法能够互补不足，提高疗效，临床上肿瘤的控制率高达70%左右。口腔癌发展到晚期治疗是非常困难的，因此在治疗方法的选择上要加以斟酌。晚期口腔癌患者多数已经失去了手术切除的机会，采用放化疗是较常用的方法，放化疗能够对微小的病灶进行杀伤，但给患者带来的不良反应也是非常大的。不少的晚期口腔癌患者难以承受放化疗的痛苦，甚至选择了放弃治疗，这是非常可惜的。如果癌细胞得不到控制，那么癌细胞就会发展迅速，不断扩散转移，给机体造成更大的伤害，甚至危及生命。晚期口腔癌的治疗以提高生活质量和延长生命为目的，生物免疫治疗治疗晚期口腔癌患者效果显著，能够减轻患者的痛苦，延长生存时间。生物免疫治疗治疗口腔癌不损伤患者的身体功能，能够针对性杀伤肿瘤细胞，并增强患者的免疫功能，激发机体产生抗肿瘤的免疫反应，能够持久杀伤肿瘤，并延长患者的生命。

（曹　巍　赵鹏飞）